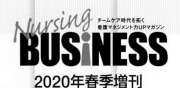

Nursing
BUSiNESS
チームケア時代を拓く
看護マネジメント力UPマガジン

2020年春季増刊

多職種での運用と
パス分析・改定・
アウトカム評価がわかる

タスク・シフト／シェアが 成功 する!

パス活用術

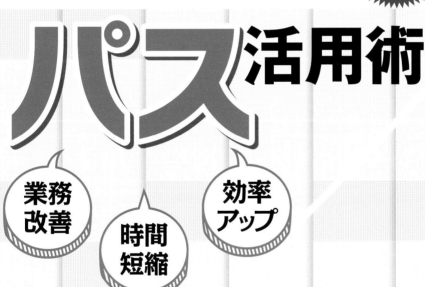

業務
改善

時間
短縮

効率
アップ

大久保清子
一般社団法人日本看護業務研究会 代表理事／福井県立大学 理事・教授

坂本すが
一般社団法人日本看護業務研究会 副代表理事／東京医療保健大学 副学長・教授

JN073699

MC メディカ出版

はじめに

働き方改革から考えるパスと看護記録のあり方

　労働者がそれぞれの事情に応じた多様な働き方を選択できる社会を実現する「働き方改革」を総合的に推進するため、長時間労働の是正、多様で柔軟な働き方の実現、雇用形態に関わらない公正な待遇の確保等のための措置が、働き方改革を推進するための関係法律の整備に関する法律（平成30年法律第71号）で成立しました。これを受け、2019年4月1日から施行された時間外労働の罰則つき上限規制、年次有給休暇の年5日の取得義務づけや、勤務間インターバル確保の努力義務化、正規職員と非正規職員との間での不合理な格差の禁止（同一労働同一賃金）は、看護職にも関わってきます。とくに、労働時間と交代制勤務のあり方については、看護職の働き方に深く関わっています。

　看護職は、就業を継続することで知識や技術等が集積され、さらに経験を積み重ねることで専門職としての能力を高めていくことができます。つまり、医療や看護の必要な場に、看護力のある人材を安定的に確保するためには、働き続けるための環境の整備が重要となります。労働人口の減少と多様な働き方の導入が進められる中、現場では夜勤のできる職員の不足が深刻化しています。いかに医療や介護の質を担保しつつ所定外労働時間を短縮していくのかなど、働き方の改革は急務となっています。中でも所定外労働の業務のうち、常に上位にあるものに看護記録に要する時間があります。

　業務を効率化しつつ医療の工程を管理していくには、チーム医療を展開して医療を標準化していく必要があります。医療を標準化していくことは、質の保証にもつながります。つまり、日ごろの業務をパス化することで業務整理と効率化が図れます。

　パスが日本に導入されてから四半世紀が経過し、多くの病院で多数のパスが作成・使用されています。しかし、パス委員の世代交代が進み、入職したときからパスがあって当たり前という新人看護師やスタッフが多数を占めています。

　そのため、現場スタッフはパスの本質の理解が十分とはいえず、パスを活用するのではなくパスに縛られるという問題が生じています。また、パスと看護記録の関連についても、まだまだ現場には誤解があるようです。たとえば、バリアンス記録と看護記録を混同している例もあります。医療現場の働き方改革が進められていますが、パスの本質が理解され、より有用に運用されればタスク・シフティングの一助にもなります。

　本書ではパスの基本を押さえるとともに、パスの分析・改定・アウトカム評価を行うことができるよう、その仕組みと運用を解説しています。院内教育の場面や病棟でのマニュアルとして活用されることを願っています。

一般社団法人日本看護業務研究会　代表理事／福井県立大学　理事・教授

大久保清子

ナーシングビジネス 2020 年春季増刊

タスク・シフト／シェアが成功する！
パス活用術

CONTENTS

第3章　パス活用の成功事例

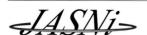

一般社団法人日本看護業務研究会（Japan Society of Nursing）では、看護記録の標準化を中心とした看護業務に関する業務改善を図り、看護の質の向上に寄与することを目的に看護マスターの開発等の事業を行っています。　https://www.jasni.or.jp/

第 1 章

医療現場における
タスク・シフティング

医療現場におけるタスク・シフティング

タスク・シフティングの必要性と今後の課題

一般社団法人日本看護業務研究会　代表理事／福井県立大学　理事・教授　**大久保清子**

今、わが国では社会保障制度改革が加速しています。誰もが将来展望を持ち、また生きがいを持って、その能力を最大限に発揮するために、働く人の視点に立った労働制度の改革である「働き方改革」が必要です。

はじめに

「経済財政運営と改革の基本方針2018〜少子高齢化の克服による持続的な成長経路の実現〜」では、地域のニーズや実情を踏まえた医療・介護提供体制の構築として、地域包括ケアシステムの推進や、疾病予防・重症化予防・健康づくりの推進、治療と仕事の両立支援、在宅での看取りの促進、オンライン診療の推進等、医療・介護に関わる具体的な方針が明示されました。保健医療情報の活用や強化では、2020年度を目処に、医療・介護に関わる情報の統合やオンラインによる保険資格認証等、さまざまな取り組みが始まります。

さらに、働き方改革、女性・高齢者の就業の促進、リカレント教育の拡充、生産性の向上、ICT・AI等の普及促進についても明示されました。また、医療・介護に関連して非常に広範な内容についての検討が並行して進められており、これらは、医療や看護の実践の場にもさまざまな影響を及ぼしてきます。関連する法律の改正も注視すべきところです。

看護職における働き方改革

看護職が離職を考える理由には、仕事と仕事以外の切り替えができないことや目標を持って取り組めることがないこと、そしてワーク・ライフ・バランスの実現度が低いことがあげられています。この理由に共通した問題として労働環境への不安が考えられます。「労働時間の適正な把握のために使用者が講ずべき措置に関するガイドライン」（2017年）では、これまで業務上で必要な研修をはじめ教育訓練の受講や学習等を行っていた時間は、労働時間とすることを明示しています。このことも含めて、医療現場がこれまで慣習的に行ってき

た労働時間管理のあり方を見直していく機会でもあります。また、「過労死等の防止のための対策に関する大綱」においては、「看護師等の夜勤対応を行う医療従事者の負担軽減のため、勤務間インターバルの確保等の配慮が図られるよう検討を進めていく」と追記されています。これらの見直しが、医療現場で看護職が健康で働き続けられる勤務環境づくりを進める契機となることを願っています。

　勤務環境づくりでは、長時間労働の是正などによるワーク・ライフ・バランスの改善や、健康被害の防止について、また制約の有無にかかわらず働きやすい環境づくりについて、そして出産や育児、介護等のライフイベントに対する長期的な視点からのキャリア形成支援等についての構築が必要です。勤務環境を改善していくことは、看護職の定着につながります。

　看護職は、専門性の高い適切な教育を基盤にして、働き続けることで知識や経験が集積され、能力を高めていくことができます。医療や看護の必要な場に、質の高い人材を安定的に確保するためには、就業を継続すること、つまり働き続けるための環境整備が不可欠です。同時に看護職が働きやすく、やりがいを見出せる職場は、融通のきく勤務形態であり、仕事とプライベートの調和がとれていること。また、業務量に応じた人員配置であり、研修に参加できる機会があることや休みの希望が受け入れられること。さらに給料に納得でき、自分の業務に専念できること。そして、時間内に仕事が終了することがあげられます。

　今、看護の現場では、看護職の平均年齢の上昇、夜勤のできる職員の不足が深刻化しており、働き方の改革は急務となっています。これからは、看護業務の効率化や生産性向上に向けた業務の整理がますます重要となります。また、ICT や AI 等を活用した効率化と連携を充実させ、一人ひとりの看護職が生涯にわたり健康でやりがいを持って働き続けられることが重要です。

タスク・シフティングとは？

　タスク・シフティングとは、医療行為の一部をほかの職種へ委譲することであり、世界保健機関（WHO）が医療人材不足を部分的に解決する手段として提唱したものです。世界的に注目されるようになった1つの要因は、アフリカにおける HIV/AIDS の流行とされています。国によっては HIV 陽性者の割合が

人口の約20％に達し、多くの医療スタッフ自身もAIDSが原因で死亡しました。国家規模のダメージを受けて、医師だけによるHIV陽性者の診断や治療が困難になり、看護師等に医療行為を任せざるを得ない状況が生じたようです。一方、欧米でもナース・プラクティショナー（NP）の職務が拡大されるようになってきました。こうした世界の流れの中で、日本でも医師の働き方改革に関する検討が行われ、タスク・シフティングの課題が取り上げられるようになってきました。

医師の働き方改革に関する検討会報告書（2019年3月28日）では、医師の働き方改革を進める基本認識として、「まず、我が国の医療は、医師の自己犠牲的な長時間労働により支えられており、危機的な状況にあるという現状認識を共有することが必要である」「医療は医師だけでなく多様な職種の連携によりチームで提供されるものであるが、患者へのきめ細かなケアによる質の向上や医療従事者の負担軽減による効率的な医療提供を進めるため、さらにチーム医療の考え方を進める必要がある」「看護師等が医師がいないことで患者の命を救うことを躊躇することがないように（中略）安全性・有効性を確認しつつ医師以外の医療従事者や患者の思いも含めた検討も重要である」と述べています。

医療業務において、医師以外の職種へのタスク・シフティング（業務の移管）やタスク・シェアリング（業務の共同化）といった業務の整理がありますが、これからタスク・シフティングを進めるうえで、まず現行の各資格のもとで各専門性を十分に発揮していくための役割分担をどのようにしていくかについての業務整理が急がれるところです。

医師にしかできない業務に専念できる環境をつくるためには、他職種へのタスク・シフティングは欠かせないものです。医師以外の職種で分担する業務として具体的にあげられたものは、初療時の予診、検査手順の説明や入院の説明、薬の説明や服薬の指導、静脈採血、静脈注射、静脈ラインの確保、尿道カテーテルの留置（患者の性別を問わない）、診断書等の代行入力、患者の移動があります。しかし、これらの業務はすでにほとんどの病院で通知以前から看護師や薬剤師、医療クラーク等の他職種に分担されて行われています。

現在は、すべての医療提供の判断や指示を医師が担っています。今後、医療ニーズが増加する中で医師がすべてに対応する仕組みのままでは、医師の業務量はさらに増加し、タイムリーな対応も困難になると予想されます。医師のタ

スク・シフティングの推進に向けて、重要な役割を担うのは診療の補助を行う看護師といえます。

　看護師の現行の資格制度を前提としたものに加え、特定行為研修を修了した看護師の活用や、さらに将来的には NP 資格の創設など、従来の役割分担を変えていく検討も必要になると思われます。いずれにせよタスク・シフティングを推進しつつ、医療専門職それぞれが自らの専門性や能力を生かし、医師の直接的な指示がなくても活動できる仕組みを整えることは重要と考えられます。

看護職の業務の拡大によるタスク・シェアリング

　医療現場では、患者にとって最も身近な医療職である看護師が患者の状況をアセスメントし、何を実施したほうがよいのかを判断します。判断可能な範囲を拡大することで、患者を待たせることなく状態の悪化を防ぎ、患者へのタイムリーな対応が可能となります。そのためには、看護師がそのときに必要と判断した血液検査や心電図等、医師が診察し診断するために必要なデータをそろえることで、医師の業務の効率化につながることになります。

　また、看護師が患者の要望や状態をアセスメントしながら必要な医療ケアをタイムリーに提供できれば、患者の要望に対応でき、状態の緩和につながります。しかし、たとえば疼痛緩和や排便コントロールのための薬剤、スキンケア軟膏、ドレッシング材等はすぐには使用できません。医師に薬の提案を行っていても、医師が診察し処方して薬剤を受け取るまでは使用できない現状があります。すべての看護師が自律的に判断できる範囲を拡大することで、患者へのタイムリーな対応や医師の業務の効率化が図れることになります。

　地域において地域包括ケアシステムを推進するうえで、特定行為研修修了者はキーパーソンといえる人材です。特定行為には、在宅でもニーズが高い褥瘡のデブリードマンや気管カニューレの交換、胃ろうカテーテルの交換等があります。過疎地や遠方等で高齢者や通院手段がない人等が医療処置を継続する必要がある場合、看護師が在宅でのケアを行うことで、より迅速に手順書に沿って実施の必要性の判断を行い、訪問時に処置を終えることができます。この対応は、特定行為研修を修了した看護師が在宅看護を行うことで、看護師が判断・実施できる範囲が拡大し、より迅速なケアの提供につながっており、患者の苦痛を早期に緩和し、また時間的、経済的な負担を軽減することに貢献して

います。今後、特定行為研修修了者が増加し、地域でも活躍することが重要です。

　看護職においても、医師からタスク・シフティングを受けるばかりではなく、看護業務に専念できるように、看護の専門的判断を要しない業務（環境整備、リネン交換、入院オリエンテーション、事務作業、搬送、機器類の点検、見守りや付き添いなど）は移譲していくことが必要です。そのためには、医療業務に従事する看護補助者を確保し、看護補助者に業務を移譲していくことが必要であり、その業務整理が急がれるところです。他職種へのタスク・シフティングについても、各専門性を認識しつつ役割分担の推進が急がれます。

各医療スタッフの役割の拡大を担うチーム医療

　チーム医療の推進について、厚生労働省のチーム医療の推進に関する検討会報告書（2010年3月19日）では、基本的な考え方として、チーム医療とは、「医療に従事する多種多様な医療スタッフが、各々の高い専門性を前提に、目的と情報を共有し、業務を分担しつつも互いに連携・補完し合い、患者の状況に的確に対応した医療を提供すること」とし、「各医療スタッフの知識・技術の高度化への取組や、ガイドライン・プロトコール等を活用した治療の標準化の浸透などが、チーム医療を進める上での基盤」である。また「チーム医療がもたらす具体的な効果としては、①疾病の早期発見・回復促進・重症化予防など医療・生活の質の向上、②医療の効率性の向上による医療従事者の負担の軽減、③医療の標準化・組織化を通じた医療安全の向上」であること。「今後、チーム医療を推進するためには、①各医療スタッフの専門性の向上、②各医療スタッフの役割の拡大、③医療スタッフ間の連携・補完の推進」が必要なこと。「なお、チーム医療を進めた結果、一部の医療スタッフに負担が集中したり、安全性が損なわれたりすることのないよう注意が必要である。また、我が国の医療の在り方を変えていくためには、医療現場におけるチーム医療の推進のほか、医療機関間の役割分担・連携の推進、必要な医療スタッフの確保、いわゆる総合医を含む専門医制度の確立、さらには医療と介護の連携等といった方向での努力をあわせて重ねていくことが不可欠である」と報告しています。

　医療を提供する現場において、各医療スタッフの専門性の向上や業務範囲・役割の拡大を生かして、患者や家族に質の高い医療を実現するためには、チー

ムとしての方針のもと、包括的指示を活用しつつ各医療スタッフの専門性に積極的にゆだねるとともに、医療スタッフ間の連携・補完をいっそう進めることが重要です。

　前述の医師の働き方改革に関する検討会報告書（2019年3月28日）では、「チーム医療の推進に関しては、看護師の特定行為研修制度は特定行為区分を組み合わせて受講する仕組みとなっており、手術前後の病棟管理業務や術前・術中・術後管理など一連の業務を担うための研修を広く行うには不十分となっている。そのため、医道審議会看護師特定行為・研修部会における検討では、頻度の高い特定行為及び特定行為研修をパッケージ化することとした。術後管理や術前から術後にかけた麻酔管理において、頻繁に行われる一連の医行為を、いわゆる包括的指示により担うことが可能な看護師を特定行為研修のパッケージを活用して養成することで、看護の質向上及びチーム医療を推進することができる。これにより、医療従事者の合意形成のもとで、患者に対するきめ細かなケアによる医療の質の向上、医療従事者の長時間労働の削減等の効果が見込まれる。具体的な役割分担・連携の在り方、導入方法、医療機関側・看護師側双方に対する支援策等の個別論点を整理した上で、その円滑な実施が強く期待される」と報告しています。

おわりに

　医療界の働き方改革を着実に進めていくために、これまでは医療現場においてチーム医療の推進等による医療の提供体制や業務改革が構築されてきました。今後は医療機関全体としての効率化や他職種も含めた勤務環境の改善に取り組むことが重要です。さらには医師以外の職種へのタスク・シフティングやタスク・シェアリングの業務整理が重要となります。

　今後さらに医療現場の働き方改革が進められて、医師の働き方が変わることにより、看護業務も少なからず影響を受けます。看護の専門性は、医療と生活の両面から患者をとらえ、療養生活を支えるものです。患者の最も身近にいる医療専門職として、患者に必要な医療をタイムリーに提供することが必要です。暮らしの場での療養では、医療的な判断や実施が適時的確になされることが、人々の安全・安心に直結します。

　地域において人々が安全に安心して療養できることを目指し、常に人々のか

たわらで活動する看護職の医療的な判断や実施における裁量の拡大を進めることは、医師の労働時間が短縮する中でも、人々に必要な医療が安全かつタイムリーに提供されることにつながります。そのためには、医療専門職がそれぞれの専門性を軸に、質を担保しつつさらに役割を果たし、今まで以上に医療の提供に貢献していくことが必要です。

1 多職種協働・共通言語としてのパスの有用性

京都大学大学院　医学研究科人間健康科学系専攻　教授　**任 和子**

多職種協働のチームでゴールを共有し、各専門職がいつ何をするべきかを可視化するツールとして、パスは非常に有用です。パスをつくることで看護師の役割が明確になり、自他ともに看護のアイデンティティを確かめることができ、プライドを持って仕事をすることにもつながります。

問題の細分化によって大きな目的が見えにくくなる

❖ パスと看護計画

　パスはいま病院や在宅などさまざまな場で、またいろいろな専門職が使っています。医療のプロセスを患者にわかりやすく伝えるツールとしての意義は、看護師の誰もが認めるところでしょう。

　ここで改めてパスと看護計画の違いについて考えてみたいと思います。

　看護師は、患者を観察しアセスメントしてあるべき姿を明確にします。あるべき姿を得るために、何をしなければならないかを考えます。そのうえで問題を細分化してリストアップし、計画を立てます。計画を、1日ごとに時系列にしたものがパスです。行うべきことを時系列に並べるので、1日の中に複数の問題に対する項目がミックスして存在することになります。

　看護師に看護計画があるように、チームの他職種、たとえば医師には治療計画があり、PT（理学療法士）にはリハビリテーション計画があります。それがそれぞれにゴールが異なる可能性がありますが、"パス"という視点で考えると、それぞれの計画にゴールがあります。

　入院当初の急性期に全身状態の安定を目指し、術後回復期には離床、そして退院準備期には退院指導といったように、それぞれの時期によってゴールは異なります。

　パスには、バイタルサインの確認や投薬などの医療処置、指導書を渡して説明する、食事内容と排泄の関係について気づきを促すというような項目だけで

なく、不安の傾聴、相談への対応といったベッドサイドで日常的に行っているメンタル面へのケアなどについてもあげることができます。

❖ 問題解決志向としてのパス

　看護計画は問題解決志向であり、時系列でタスクを並べて記述するパスとはまったく別のものととらえている人も多いかもしれません。しかし、パスは予測される諸問題の解決を目指して実施する項目をあげます。その点では看護計画もパスも最終的に目指すところは同じです。標準看護計画をベースにパスを作成することで、パスに問題解決の過程を適用することができます。パスを用いるメリットは、個別の問題のゴールではなく、パスを使う期間全体のゴールが見えることです。

　看護計画では多くの場合、問題を細分化して計画を立て、それに沿って看護記録を記載することで、交代制勤務で分業しながらも目標に向かって実施すべきことをもれなく確実に実施することにメリットがあります。ただ、問題を細分化して記録することで、全体像がわかりづらくなっている可能性があります。

　細分化せずに全体を表現しようとすると、記録は複雑になります。それを問題ごとに細分化して整理すると、患者の実像から離れていくというジレンマがあったと考えます。

　現在の医療制度においては、各施設での患者のゴールはあくまでも通過点にすぎません。その患者にとってのゴールを、もう少し長いスパンでとらえて次の機能の施設や訪問看護にバトンを渡す必要があります。そのためにも問題を細分化して各々に対処するだけでは済まない状況にあるといえます。

　半年後、1年後を考え、その中で今はどういう時期で今日は何をしなければいけないか、3日後にはどうしなければいけないかと考えていくことが求められます。

❖ 多職種協働には統合したゴールの設定が必要

　多職種協働の現場では、多くの専門職が分業して関わる問題がたくさんあります。看護師は「療養上の世話」と「診療の補助」の業務独占を持っており、業務範囲が広く、医師、PTやOT（作業療法士）、管理栄養士といったさまざ

まな専門職の業務の全体を俯瞰できる立場にあります。パスは患者に実施する医療行為等をすべてゴールに向けてしなければならないことを、いつ誰が行うのがよいかを整理するツールとして使えます。

多職種協働の中ではよりいっそう看護師に全体を見る力と的確なタスク・シフトが求められていますが、共通のゴールを持たないまま多職種で細分化しただけでは全体の視点が抜け落ちてしまいます。医療内容の変化、退院後の地域の資源、患者の意思なども踏まえて統合した医療を提供しなければならないのです。

標準化されたパスに看護師がヒアリングした内容を加え、患者一人ひとりの個別性にあわせて現在と半年先、1年先のビジョンを含めて1枚にまとめれば、患者に渡してもわかりやすく価値のあるものになります。他職種の業務をよく知る看護師は、チームの中心になって統合を図るのに最もふさわしい職種といえます。そのような役割を担うためには全体とゴールを見通す力をつける必要があります。

看護師が統合する役割を担うべきいくつかの理由

❖ 臨床現場のリーダーとして

タスク・シフトや在院日数の短縮化が進む中、看護師の業務密度は濃くなり複雑な状況に置かれています。それが患者の全体像をつかみにくい理由の一つでもあると思います。「感染予防」「転倒リスク状態」……と細分化して問題をとらえる習慣がつくと、全体をとらえることは難しくなります。患者は病気の文脈ばかりではなく、仕事や家庭のことなど人生・生活の文脈で今日を生きています。目には見えにくいことですが、目的として方向性を示すことで今日一日の看護の意味が明確になります。

看護師は患者に提供する医療の全体を把握し、多職種での役割分担を決めたり補完したりといった、マネジメントする役割を果たせる立場です。多職種協働のパスは、看護師中心でつくっていくのが合理的といえます。これは、看護師が「療養上の世話」と「診療の補助」という、臨床の場ではほぼ全範囲をカバーできるような業務範囲を持っており、そのための教育を受けているからこ

そできることです。

　ここに多職種の知見がプラスされて、全体としていい仕事になるのだと思います。つまり、看護師がリーダーとなり、パスの作成をし、多職種を統合していくことが重要です。

❖ 患者中心のゴールを見極めるために

　もともと看護は「全人的」「患者中心」に価値を置いてきたので、「統合」という言葉が耳なじみよく響きます。では、その「統合」とは何なのか、それを説明するのは簡単ではありません。これまでは看護は見えないものである、あるいは見えない部分こそ看護というような価値観がありました。しかし、ほかの専門職と互いを尊重し合いながら協働するためには、看護師も専門職として自負する必要があり、そのために看護師の役割を「見える化」する必要があります。

　看護ケアを通して患者に貢献することは当然の役割であるとして、もうひとつ、ケアの「統合」も看護師の役割にあげてよいのではないかと思います。

　退院療養計画書には、看護師は患者のゴールや今後の見通しを患者にわかる言葉で書いているでしょうか。業務範囲が広すぎてゴールを絞りきれない、見えにくい、といった面は確かにありますが、患者がどうあるのがよいのか、そのために何をするのかをイメージすることで書けることがおのずと変わってくるのではないでしょうか。退院療養計画書は、入院中のパスのその先のゴールを患者に伝える書面です。退院時に見通しを示すことも、看護師にできる患者支援の一環であると考えます。

共通言語と専門用語を使い分けて看護力を高める

❖ パスは患者や他職種にわかる共通言語で

　パスは、看護や他職種が行う治療やケアの工程を示してアウトカムを表すものです。患者の認知機能の程度などに応じて個別の配慮が必要です。患者に渡す指導的なパスは60歳代、70歳代でこれまで社会生活を営んできた人が読んでわかるような、あるいは病院ごとの患者の特徴に合わせたものにする必要が

あります。

　医師が入院の根拠とする病名や入院目的を示した治療・処置は必要で、これは専門用語にならざるを得ませんが、そのほかの記述は患者にわかる言葉で書きましょう。入院時に必ず作成する入院診療計画は治療方針やリハビリテーションの計画などを患者に説明するための文書なので、わかりやすく書かれています。パスを入院診療計画として患者や家族に渡している病院もあるでしょう。パスはより詳細な入院診療計画といえます。

　医療者用に作成する場合には、チームで共通の専門用語を使い誰にでもわかる言語で記録し、チームのみんなで使います。

　また、パスを作成し活用するプロセスを通じて、看護師がこれまで取り組んできたことにも気づくことでしょう。どこに看護の力が必要なのかも明確になります。

❖ 専門用語に基づく看護研究をパスに回収

　多職種協働とタスク・シフトの流れの中で、看護の力がいま改めて問われています。パスをつくるリーダーとして、またそれを活用して患者に提供する医療やケアに責任を持つ役割を看護師が担う必要があります。

　また、看護の力がその患者にとって必要な部分を明らかにして技術開発を進めることで、看護師でなければならない、ほかの専門職では代替できない部分も明確になります。

　看護診断のような看護の専門用語も開発をし、看護研究を進めていくことも重要です。看護師は、チームで使う共通言語と看護独自の専門用語を使い分ける必要があります。専門用語は看護師の発展に不可欠です。

おわりに

　多職種協働の臨床現場で看護師がリーダーとなり統合する役割を担うことができるのは、法的に付与された看護師の業務範囲の広さがあってこそです。幅が広いがゆえに看護の専門性が見えにくくなりがちですが、統合のツールとしてパスをつくることによって、看護ケアとは何か、看護師は何をするべきかを考えて可視化することができます。これまで見えなくてもよいとされてきたた

めに言語化されなかった看護の役割が明確になると、看護のアイデンティティが自覚できるでしょう。

　このようにして看護の専門性に依拠したプライドを育むことは、看護師のモチベーションをアップさせ、ほかの専門職の専門性を尊重することにもつながります。

タスク・シフティングが成功するパス活用術

NTT 東日本関東病院　看護部長　**野上さとみ**

わが国でパスへの取り組みが始まってから四半世紀を経て、日常の診療にパスがあることは、「あって当たり前」となっています。本稿では、パスの定義や意義を踏まえ、役割分担と生産性向上のためのツールとしてのパスの有用性について、組織活動を中心に解説します。

はじめに

　日本クリニカルパス学会では、パスの定義を「患者状態と診療行為の目標、および評価・記録を含む標準診療計画であり、標準からの偏位を分析することで医療の質を改善する手法」としており、一部の関係者だけではなく、全職種で共有しながら改善活動を継続していくことが「医療の質の向上」につながります。

　しかしながら、果たして各施設の改善活動はこの定義のように行われているでしょうか。各病院にはパスに関する委員会などがあるかと思います。全職種で共有しながら改善活動を継続していくことができる仕掛け（仕組み）は、まだまだ十分とはいえない現状があるのではないでしょうか。

　NTT 東日本関東病院（以下、当院）では、パス委員会があり、各部署のリンクナースがパスの新規作成、旧パスの改定を多職種と協働しながら実施してきました。しかし、看護管理者として全体を俯瞰すると、看護スタッフを含め医師や多職種のパスへの理解（活用方法）にバラツキがあることに気づきました。これを「一部のスタッフの理解が不十分でもしかたがない」と放置してしまうと、じわじわと経営面に影響してきます。

　経営面に影響するとは、パスの目的である、①良質で標準的な医療の提供、②インフォームド・コンセントの充実、③医療チームの連携強化、④現状の問題点の指摘と解決、⑤看護師、医師の新人教育ツールとして活用、⑥業務効率化とリスク・マネジメント、⑦患者の医療への参画、⑧在院期間の短縮と収支の改善が達成できなくなるということです。

　急性期病院であれば、経営的視点から新入院患者、救急入院患者を増やし、

各病棟の稼働率を上昇させ入退院のバランスを図りながら、重症度、医療・看護必要度（以下、必要度）も基準をクリアしていくことが課題の一部となっています。予定入院患者のパスが定期的に見直され（DPC〔包括医療費支払い制度〕等の他院とのベンチマーク検討など）整備されたものであれば、主病棟以外にも医療安全と質が担保されて、治療を受ける環境を提供することができます。空床の活用を促進することで、予定入院患者の待機期間の短縮にもつながります。

　パスが整備されているということは、治療成績、入院期間、医療費が最適化されて提供されることであり、患者・医療従事者にとって win-win の関係であることは確かでしょう。看護管理者としても、病床管理、必要度管理を行ううえでパスが整っていることは、「基本」であるといえます。

　以前、他病棟に入室したパスの患者に対して、パスの処置の項目が修正されていなかったために、実施しなくてよい処置が実施されたというインシデントが発生したケースがありました。また医師が、あるパスをオーダー内容がほぼ同じであるという理由で、オーダーツールとして他疾患に使用していたケースがありました。これは一部の例ではありますが、修正の必要性などに気がついていたにもかかわらずそのままにしていると、パス本来の目的とは違う方向に向かってしまいます。看護管理者はアンテナを高くして、医療安全の観点からも、「正しいこと」を「正しい方法」で「正しく行う」となっているか、現場をチェックして確認することが重要です。

　病院という組織は、ほかの会社組織とは異なり、所属する医療従事者、とくに医師は数年経つとほかの施設へ異動していきます。看護師についても出入りの多い職種といえます。そのような人の出入りが多い職種で、継続して医療の安全と質を保つためには仕組み（繰り返しの努力、マンネリ化しない努力）が必要です。

パスと組織

　パスは、前述した定義や意義「標準化、目標管理、医療の質の向上」を考えるうえでも、なくてはならないツールです。本稿では再度、役割分担と生産性向上のためのツールとしてのパスの有用性について、組織活動を中心に述べていきます。まずは、組織化から役割分担を考えてみます。

表1 パスの発展と段階

①導入期（更改時期）	・パス活動の意義を病院幹部が理解し、パス活動の病院での位置づけを病院全体へ宣言 ・講演会の実施 ・関連学会主催のセミナー、講習会への参加 ・病院内での組織化	・病院の事業計画説明会 　パス大会等 ・病院内にパス委員会設置 　各部門の担当者を選出 　（リンクナース等）
②維持期	・用語や表現の統一化 ・ガイドラインに沿った適正な医療の提供（薬剤使用等） ・部門間の活動の温度差の是正 ・院内教育体制の整備	・関連学会参加による最新情報等の自施設への水平展開 ・パス大会の定期開催
③発展期	・PDCAサイクルの遂行 ・パスの監査体制 ・院内チーム活動との連携（感染対策、医療安全等） ・DPCとの適合性やベンチマークの活用 ・地域連携の強化	・事務部門との連携強化 ・パス大会の外部への公開

❖ パスの発展と段階

　パスを段階的にとらえると、大きく3つの段階が考えられます（表1）。

　①の導入期は、多くの職員が定義・意義を理解し、方向性のベクトルを合わせる時期です。電子カルテの導入などを機にパスの導入、または整備が行われ、病院内に活気がある時期でもあります。電子カルテが導入されている施設では、システムの更改についても、この時期に組織化の骨組み（仕組み）を構築（再構築）し、実施することがポイントです。実際にパス導入（更改）が行われたあとに重要なのは、②維持期と③発展期です。この時期にパスを作成・活用することで満足してしまうと、徐々に定義・意義が希薄となり、バリアンス分析や他院とのベンチマーク検討などの見直し作業が停滞します。または、責任の所在が不明となり、PDCAサイクルのPDだけが回っている状況となります。パス委員会の中で、組織化を振り返る機会となる「パスの監査体制」「パス大会の定期開催」などを年間計画工程表につくり込んでいくことが重要です。また、導入期に実施する「キックオフ」（図1）のように、経営幹部からの病院のミッション、ビジョンの説明会の場を活用し、マンネリ化の風潮を一新することも必要かもしれません。

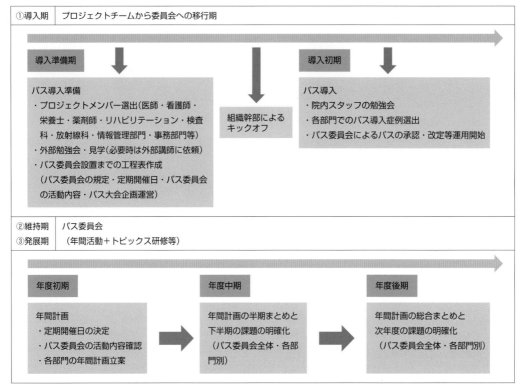

①導入期	プロジェクトチームから委員会への移行期

導入準備期

パス導入準備
・プロジェクトメンバー選出(医師・看護師・
栄養士・薬剤師・リハビリテーション・検査
科・放射線科・情報管理部門・事務部門等)
・外部勉強会・見学(必要時は外部講師に依頼)
・パス委員会設置までの工程表作成
(パス委員会の規定・定期開催日・パス委員会
の活動内容・パス大会企画運営)

組織幹部による
キックオフ

導入初期

パス導入
・院内スタッフの勉強会
・各部門でのパス導入症例選出
・パス委員会によるパスの承認・改定等運用開始

②維持期	パス委員会
③発展期	(年間活動＋トピックス研修等)

年度初期

年間計画
・定期開催日の決定
・パス委員会の活動内容確認
・各部門の年間計画立案

年度中期

年間計画の半期まとめと
下半期の課題の明確化
(パス委員会全体・各部
門別)

年度後期

年間計画の総合まとめと
次年度の課題の明確化
(パス委員会全体・各部門別)

図1 パス導入におけるプロジェクトチームからパス委員会への移行例

❖ パスと組織化

　パスを組織化し継続的に発展させていくためには、組織のミッション、ビジョンを理解し、それを実現するための強い意志を持ったリーダーやメンバーが必要です。①導入期の段階では、選出されたリーダーとメンバーにプロジェクトチームの意義・役割を伝えていくことが重要です。②維持期、③発展期では、さらにパスの意義・効果等をスタッフ全体に広め浸透させるために、網の目状のネットワーク構築と小さなリーダーの育成がポイントとなります。小さなリーダーとは、組織が掲げた目標・計画を現場レベルに落とし込み、実行していく組織リーダーを指します(表2・図1)。

　①導入期は、プロジェクトチームからパス委員会へ移行する時期です。ほとんどの施設では、導入期の段階は終了し、②維持期、③発展期の段階が多いで

表2　パスと組織化

①導入期 （更改時期）	・プロジェクトチームを編成 ・プロジェクトチームからパス委員会への移行準備
②維持期	・パス委員会設置 ・各部門に担当者、リンクナースを配置
③発展期	・外部組織との連携強化 　地域連携パスに関わる会の定期開催等 　入院前からの地域連携強化

しょう。②維持期、③発展期の段階を停滞させずに活性化していくためには、どのように進めていけばよいのでしょうか。①導入期や②維持期でパス委員会の役割を明確化し、定期的に年間計画を含めて見直ししていくことも１つの方法でしょう（次ページ表3）。年間計画の中に、パス大会のように多職種で共有する機会の企画や強化したい内容（たとえばバリアンス分析の効果など）、さらに講師を招いて院内全体で学び合う機会を企画することも必要と考えます。

　時代の変化とともに、地域→外来→入院→外来→地域をつなぐ地域連携パスやPatient Flow Management（PFM）、予定入院患者の情報を入院前に把握し、問題解決に早期に着手すると同時に、病床の管理を合理的に行うことなどを目的とする、病院内の組織マネジメントにおけるシステムが必要とされています。各施設のパス委員会は、時代が求めているパスの活用法を把握し、取り入れていくことが重要です。情報の把握と取り組みが遅れると、①経営面、②患者サービス、③医療安全と質向上の面で他施設との格差が大きくなっていきます。

❖ パスとチーム医療

　各職種のパスにおける役割を27ページ表4に示しました。パスによる工程管理法は多職種による情報共有が可能で、かつ治療成績の向上という共通の目標をチームで達成するうえで、不可欠となっています。しかし、臨床現場では、チーム医療の最も基本となる権限の委譲は不十分であるといえます。各職種が医療行為を行う場面では、まだまだ「医師の指示のもとに」が必要とされ、各職種が責任ある仕事を自立して行っているとはいえない状況にあります。しか

表3 パス委員会の活動内容

パス作成	・新規パスの作成支援（作成フローの整備）
パス改定	・定期的なパス改定の支援 ・バリアンス集計・分析 ・バリアンス集計・分析の支援 ・関連学会からの情報共有 ・先を見据えた（地域連携パスや外来パス等）パス活用の検討
パス監査	・パス使用状況モニタリング 　①期間ごとの使用率の把握、②診療科ごとの使用率の把握、③パスごとの使用率の把握 ・アウトカムの妥当性 ・適用・除外基準の妥当性 ・安全管理面の妥当性 ・DPCとの適合性、DPC等の他院とのベンチマーク検討 ・クリニカル・インディケーターの妥当性
パス教育	・院内勉強会の企画運営 ・院内教育体制整備運営：全体向け、ターゲット別等（全スタッフ、新人スタッフ、リンクナース、各部署担当者等） ・学会資格認定等支援
パス研究活動	・パス大会の企画運営 ・関連学会発表支援

し、時代は確実に各職種のタスク・シフティングへと進み、各職種に権限も委譲されてくるでしょう。各職種がそのミッションを理解し、パスをツールとして業務内容を深掘りしていき、直接的介入を行うことで、より質の高いアウトカム達成に貢献できると考えます。

　パスは各専門職で作成したアウトカム思考のツールです。そのツールをもとに計画的に各職種が患者に介入していきます。さらに看護師は、スクリーニングを看護初期アセスメント（入院から24時間以内に実施）、看護統合アセスメント（入院後72時間以内に実施）において行い、スクリーニング（28ページ図2）で各専門職に連携の必要な患者をつないでいきます。パスが横糸であれば、スクリーニングは縦糸です。このように網の目のように予定された治療が予定通りに終了するように各職種がサポートを行っていきます（28ページ図2・3）。パスとスクリーニングが効率的に機能し、必要な介入が行われることで医療の生産性は向上すると考えます。実際の現場では、各患者のアセスメン

表4 パスと各職種の役割

医師	・医療チームのリーダー ・最善の治療におけるプロセス管理の実施者 ・パスデータ等を活用した医療プロセス改善の実施者
看護師	・治療に必要な正確なアセスメントに基づくケアの提供者 ・患者・家族の意思決定を支援 ・看護（生活）の視点を生かした退院基準（最終アウトカム）の提案 ・多職種連携の調整役
薬剤師	薬剤管理 ・薬剤使用の標準化（予防的抗菌薬、鎮痛薬・解熱薬投与基準等） ・病棟薬剤業務（服薬・持参薬・ハイアラート薬管理、副作用情報収集等） ・外来薬剤師（入院前の服薬管理、持参薬の整理、薬剤管理に関する患者教育指導等）
栄養士	栄養管理 ・栄養評価スクリーニングの標準化 ・患者の栄養評価からの食事内容の決定 ・栄養サポートチーム活動
臨床検査技師	・合理的な検査計画立案（検査の必要性、妥当性、検査の特異性や感度等の提示）
リハビリテーション・スタッフ（PT・OT・ST 等）	・術後リハビリテーション計画立案の標準化 ・早期リハビリテーションの検討・介入 ・廃用性萎縮の回避、機能改善 ・嚥下評価、再発患者の要因分析
MSW	・退院支援（在宅・転院調整等） ・経済的課題支援 ・心理・社会的支援 ・家族支援 ・社会復帰支援
医事	・DPC 等の他院とのベンチマーク検討、パス改善点の提案 ・パスの原価計算 ・医療事務補助者の事務的活動（患者案内、カルテの代行入力、書類の管理等） ・各種加算、指導料等の取得状況のモニタリング、評価と改善 ・診療報酬改定への対応

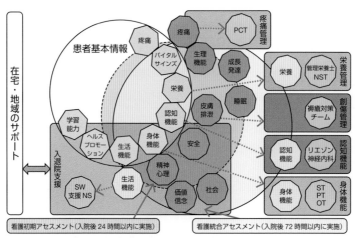

図2 NTT東日本関東病院看護部のアセスメントの全体図（PILE MAP）

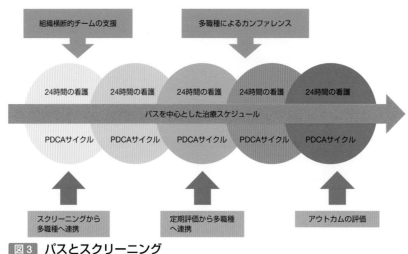

図3 パスとスクリーニング

トから事例をピックアップし、多職種カンファレンスが行われ、さらに深掘りされたケアが提供されています。

　地域→外来→入院→外来→地域をつなぐツールとして、パスの活用拡大が進んでいます。2018年度の診療報酬改定では、入院前からの入退院支援を評価する「入院時支援加算〈200点〉」が新設されました。外来で予定入院患者をマネジメントして、入院治療を行うことが必要であることを示しています（29〜30

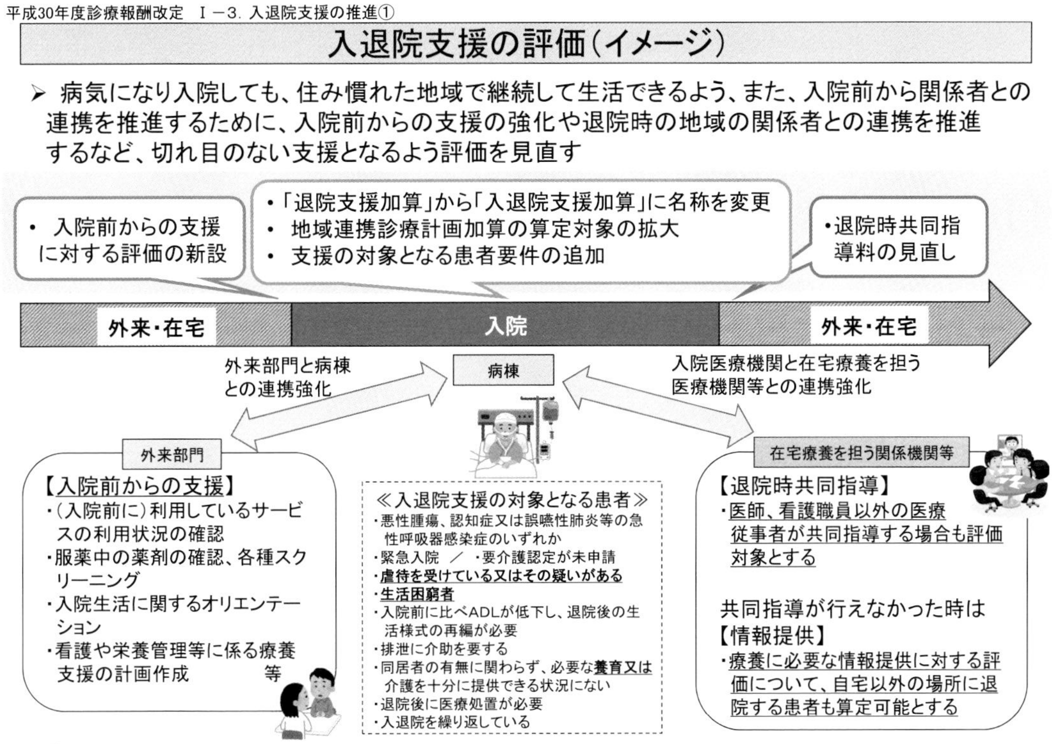

入退院支援の評価（イメージ）

➤ 病気になり入院しても、住み慣れた地域で継続して生活できるよう、また、入院前から関係者との連携を推進するために、入院前からの支援の強化や退院時の地域の関係者との連携を推進するなど、切れ目のない支援となるよう評価を見直す

- 入院前からの支援に対する評価の新設

- 「退院支援加算」から「入退院支援加算」に名称を変更
- 地域連携診療計画加算の算定対象の拡大
- 支援の対象となる患者要件の追加

- 退院時共同指導料の見直し

外来・在宅　　入院　　外来・在宅

外来部門と病棟との連携強化　　病棟　　入院医療機関と在宅療養を担う医療機関等との連携強化

外来部門

【入院前からの支援】
・（入院前に）利用しているサービスの利用状況の確認
・服薬中の薬剤の確認、各種スクリーニング
・入院生活に関するオリエンテーション
・看護や栄養管理等に係る療養支援の計画作成　　　　等

≪入退院支援の対象となる患者≫
・悪性腫瘍、認知症又は誤嚥性肺炎等の急性呼吸器感染症のいずれか
・緊急入院　／　・要介護認定が未申請
・**虐待を受けている又はその疑いがある**
・**生活困窮者**
・入院前に比べADLが低下し、退院後の生活様式の再編が必要
・排泄に介助を要する
・同居者の有無に関わらず、必要な**養育又は介護**を十分に提供できる状況にない
・退院後に医療処置が必要
・入退院を繰り返している

在宅療養を担う関係機関等

【退院時共同指導】
・医師、看護職員以外の医療従事者が共同指導する場合も評価対象とする

共同指導が行えなかった時は
【情報提供】
・療養に必要な情報提供に対する評価について、自宅以外の場所に退院する患者も算定可能とする

図4 入退院支援の評価（イメージ）[1]

ページ図4・5・6）。ここでも各職種の役割が重要です。

　外来パス作成は今後の課題ですが、その原型とフローはほぼできあがっています。入院時に行われていた患者教育・指導支援等は徐々に外来へ移行しています（31ページ図7）。それに伴い、入院で行われていたスクリーニングや記録等も外来へ移行しています。今後、外来パスを活用し、患者・家族により安全で質の高い医療を提供するために、看護・多職種介入の必要性・有用性は増すと考えています。

パスで組織を活性化

　わが国でパスへの取り組みが始まってから四半世紀を経て、日常の診療にパスがあることは、「あって当たり前」となっているからこそ、継続して活性化していく仕組みが必要です。パスはあるがガラパゴス化してしまい、医師・看護師・メディカルスタッフの関心・感心・興味等の低下を止められない、パス導

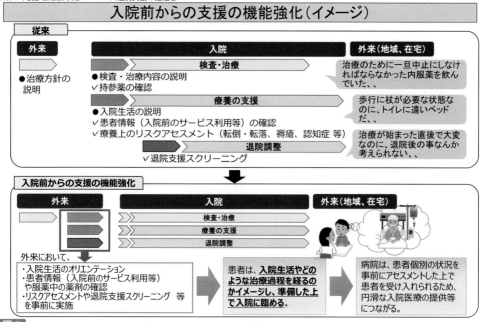

入院前からの支援の機能強化（イメージ）

従来

| 外来 | 入院 | 外来（地域、在宅） |

●治療方針の説明

検査・治療
●検査・治療内容の説明
✓持参薬の確認

治療のために一旦中止にしなければならなかった内服薬を飲んでいた、、

療養の支援
●入院生活の説明
✓患者情報（入院前のサービス利用等）の確認
✓療養上のリスクアセスメント（転倒・転落、褥瘡、認知症 等）

歩行に杖が必要な状態なのに、トイレに遠いベッドだ、、

退院調整
✓退院支援スクリーニング

治療が始まった直後で大変なのに、退院後の事なんか考えられない、、

入院前からの支援の機能強化

| 外来 | 入院 | 外来（地域、在宅） |

検査・治療
療養の支援
退院調整

外来において、
・入院生活のオリエンテーション
・患者情報（入院前のサービス利用等）や服薬中の薬剤の確認
・リスクアセスメントや退院支援スクリーニング 等を事前に実施

患者は、**入院生活やどのような治療過程を経るのかイメージし、準備した上で入院に臨める。**

病院は、患者個別の状況を事前にアセスメントした上で患者を受け入れられるため、円滑な入院医療の提供等につながる。

図5 入院前からの支援の機能強化（イメージ）[1]

入院前からの支援を行った場合の評価の新設

➢ 入院を予定している患者が入院生活や入院後にどのような治療過程を経るのかをイメージし、安心して入院医療を受けられるよう、入院中に行われる治療の説明、入院生活に関するオリエンテーション、服薬中の薬の確認、褥瘡・栄養スクリーニング等を、入院前の外来において実施し、支援を行った場合の評価を新設する。

入院前からの支援を行った場合の評価の新設

（新）　入院時支援加算　　　200点（退院時1回）

[算定対象]
① 自宅等（他の保険医療機関から転院する患者以外）から入院する予定入院患者であること。
② 入退院支援加算を算定する患者であること。

[施設基準]
① 入退院支援加算1、2又は3の施設基準で求める人員に加え、十分な経験を有する
　《許可病床数200床以上》
　・専従の看護師が1名以上　又は
　・専任の看護師及び専任の社会福祉士が1名以上
　《許可病床数200床未満》
　・専任の看護師が1名以上
　が配置されていること。
② 地域連携を行うにつき十分な体制が整備されていること。

[算定要件]
　入院の予定が決まった患者に対し、入院中の治療や入院生活に係る計画に備え、①入院前に以下の1）から8）を行い、②入院中の看護や栄養管理等に係る療養支援の計画を立て、③患者及び入院予定先の病棟職員と共有すること。患者の病態等により1）から8）について全て実施できない場合は、実施した内容の範囲で療養支援計画を立てても差し支えないが、この場合であっても、1）、2）及び8）は必ず実施しなければならない。
　1）身体的・社会的・精神的背景を含めた患者情報の把握
　2）入院前に利用していた介護サービス・福祉サービスの把握（※）
　3）褥瘡に関する危険因子の評価　／　4）栄養状態の評価
　5）服薬中の薬剤の確認　／　6）退院困難な要因の有無の評価
　7）入院中に行われる治療・検査の説明
　8）入院生活の説明
　（※）要介護・要支援状態の場合のみ実施

図6 入院前からの支援を行った場合の評価の新設[1]

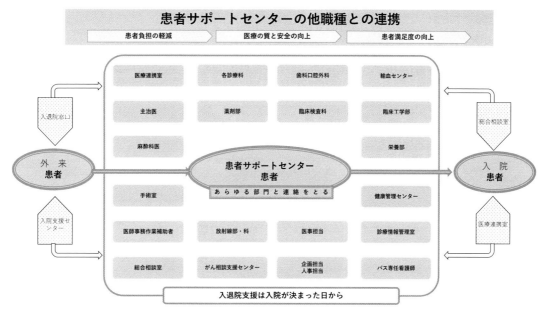

図7 患者サポートセンターの他職種との連携（NTT 東日本関東病院）

入は盛り上がるが、継続していく時期にはマンネリ化となってしまうことは、組織運営上危険なことであると考えます。看護管理者は、各施設で説明する機会（事業計画説明会、看護長会議、主任会議、経営会議等）を生かし、全体を俯瞰してパスの大切さと効果（医療の安全と質の維持、教育・経営・地域連携への効果等）をわかりやすく伝えていくことが必要です。

◉引用・参考文献

1）厚生労働省. 平成 30 年度診療報酬改定の概要　医科 I. 平成 30 年 3 月 5 日版. https://www.mhlw.go.jp/file/06-Seisakujouhou-12400000-Hokenkyoku/0000198532.pdf
2）日本クリニカルパス学会学術委員会監修. クリニカルパス概論―基礎から学ぶ教科書として. 東京, サイエンティスト社, 2015, 184p.
3）副島秀久監修. 済生会熊本病院パスプロジェクト編. 医療記録が変わる！ 決定版クリニカルパス. 東京, 医学書院, 2004, 144p.
4）日本クリニカルパス学会学術委員会監修. 基礎から学ぶ クリニカルパス実践テキスト. 東京, 医学書院, 2012, 144p.
5）坂本すが監修. ナースのためのつくれる・使えるクリティカルパス. 東京, 学習研究社, 2007, 151p.
6）日本クリニカルパス学会監修. 日本クリニカルパス学会企画委員会編. そこが知りたい！ クリニカルパス. 東京, 医学書院, 2004, 172p.

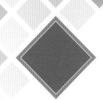

パスとは何か

パス温故知新

国際医療福祉大学大学院　医療福祉経営専攻・医学研究科公衆衛生学専攻　教授　**武藤正樹**

わが国でパスが導入されたのが1990年代半ば、それからはや四半世紀が過ぎました。今ではパスを使うのが当たり前で、その意義について改めて思い起こすことが少なくなってきました。そこで本稿ではパスの原点にもう一度立ち返り、その本質を振り返って、パスの温故知新を一緒に考えてみたいと思います。

パスとの出会い

　筆者が最初にパスに出会ったのは、今から25年前、1995年3月の米国シカゴでした。それは国立医療・病院管理研究所（現・国立保健医療科学院）に勤務していたとき、シカゴに本部のある米国医療機能評価機構であるジョイントコミッション（Joint Commission：JC）の研修に参加した際のことです。その研修の最終日にシカゴ郊外のコミュニティホスピタルを見学して、初めてパスに出会いました。

　今でもそのときのことをよく覚えています。整形外科の病棟を見学したときに、看護師がパス（米国ではケアパスと呼んでいました）を使っていました。「これはいったい何なの？」と近くにいた病棟看護師に聞いてみたら、「これはケアパスと言って、疾患別につくる診療プログラムです」という返事でした。看護師によると「年配の上級の医師は、『こんな定型的なプログラムで縛られるのは嫌だ』と言う人が多いけれど、若いレジデントには好評です」という話でした。それに「アウトカムが明確になっているため、みんなで目標を共有できるので、看護師は熱心に取り組んでいます」ということを言っていました。

　次ページ図1はその見学先の米国イリノイ州のセントラル・デュページ病院の病棟で使っていた頸椎手術のパスです。アウトカムや退院計画も入っていて、今でも使えそうなパスです。

米国におけるパスのルーツ

　パスのルーツは製造業における工程管理技法に由来しています。製造業の分野では、それまでに工程管理やプロジェクト・マネジメントの技法が数多く開発されてきました。たとえばそのひとつに「ガント・チャート」があります。

問題/ニード	手術日	術後第1日	術後第2日	アウトカム
疼痛	4時間ごとに疼痛評価 ————————— 鎮痛薬投与 ————————————— 弛緩薬投与 —————————————		————→ ————→ ————→	疼痛緩和 不眠解消 筋緊張緩和
運動	2〜3時間ごとに体位変換 移動介助	自力による体位変換 ———→ ———→		自立歩行 自立歩行
内服薬に関する知識 創傷処置 行動制限 ソフト頸椎カラー	患者教育 1. 体位交換 2. 後屈 3. 鎮痛薬 4. 食事 5. 身体状況 6. ソフト頸椎カラー	補強 ————— 補強 ————— 補強 ————— 補強 ————— 補強 ————— 創傷処置 ———	————→ ————→ ————→ ————→ ————→ ————→	患者や家族が手術の処置、薬剤、身体の状況、行動制限について理解している
輸液	末梢静脈輸液 8時間ごとの水分出納チェック 4時間ごとのバイタルサインチェック	生食ロック 包帯交換 バイタルサインチェック		バイタルサインが正常範囲
退院計画		家庭環境評価 退院支援評価 退院指示計画作成	退院指示書作成 退院準備	自宅への退院

図1 筆者が初めて出会った米国のパス（和訳）

ガント・チャートは時間を横軸に、各工程を縦軸にして、工程の所要期間に比例した長さで表した工程管理図で、1917年ヘンリー・ガントが造船作業に使用したのが最初であるといわれています。このガント・チャートが実は、現在、臨床で応用されているパスの原型です。

また「クリティカルパス」という用語は1960年代の米国の工程管理技法であるProject Evaluating Review Technique（PERT）に由来しています。PERTというのはガント・チャートと同様、複雑なプロジェクトの工程を効率的に管理する技法として、1950年代に米国海軍がポラリス原子力潜水艦を製造するときに開発しました。その後、PERTは1960年代にデュポン社などで、一般企業の民生品の製造工程の管理にも応用されるようになります。このときに、複雑な工程計画や管理計画をより視覚的にわかりやすく、矢印によるネットワークの形で表現したアロー・ダイアグラム方式が開発されました。そして、ア

ロー・ダイアグラム上で納期上のボトルネックになる工程を「クリティカルパス（臨界経路）」と呼びました。これがクリティカルパスの語源です。

さて、こうした工程管理技法を病院臨床に応用したのは、米国ボストンのニューイングランド・メディカルセンターの正看護師のカレン・ザンダー氏で、1984年のことでした。以来、パスは米国では疾患別・処置別にケアに関わる医療チーム全員で、診療ガイドライン等に基づいて作成する診療計画表として広く使われるようになりました。

ザンダー氏が病院臨床にこうした技法を導入した背景には、ちょうどこの頃、米国で疾患群別の包括支払い方式であるDRG/PPSが導入されたことが大きく影響しています。DRG/PPSの制度環境下では、あらかじめ疾患別に決められた入院日数の中で、あらかじめ決められた支払額のもと、すべてのケアプロセスを組み立てなければなりません。このため、入院医療のプロセスでも、事前に定めた入院期間内に従来のケアの質を維持しつつコストを抑えたケアの組み立てが要求されるようになりました。このような事情から、米国ではパスを以下のように定義しています。「パスとはDRGが決めている入院期間内に標準的な結果を得るために、患者に対して最も関わる医師、看護師が行うべき手順と時間のリスト」（マッケンジー、1989年）。

私事になりますが、ちょうどDRG/PPSが導入されたこの時期、筆者も旧厚生省のプログラムでニューヨーク州にある病院に留学していました。病棟研修をした内科病棟では、レジデントがまだ始まったばかりのDRG/PPSを要約したDRGブックという小冊子を胸のポケットに入れて持っていました。この小冊子には疾患別の入院期間を示してあり、驚いたのはその入院日数の短さです。結核の入院日数がなんと14日間という短さでした。

わが国でのパスの歴史

わが国で最初のパス導入となったのは、1996年頃の東京都済生会中央病院の脳梗塞パスと考えられます（次ページ図2）。以前、東京都済生会中央病院に勤務していた山崎絆先生にお話をうかがったら、4日間の脳梗塞パスをつくるのに、当時は3カ月ぐらいかかったということでした。このように1990年代の中頃から少しずつですがパスに関心を持つ病院が増えてきて、関連する文献も国内で発表されるようになってきました。

東京都済生会中央病院　　平成８年１１月１１日

脳梗塞クリティカル・パス：入院から確定診断まで

◆患者＿＿＿＿＿＿　♂　♀　＿＿歳
◆医師＿＿＿＿＿＿

◆入院日：平成＿＿年＿＿月＿＿日
◆既往歴：＿＿＿＿＿＿

確定診断名
① アテローム血栓性
② 心原性脳梗塞
③ ラクナ梗塞
④ その他
主治医

パス
へ移行

◆注意　：パスは、ガイドラインです。患者には個人差があり、治療・回復にも影響します。

	入院前 生活アセスメント	入院当日 ＿年＿月＿日＿時発症	２日目 月　日	３日目 月　日
活動	ADLレベル 睡眠	ベッド上安静	ベッド上安静	ベッド上安静
食事	内容・摂食行動・入歯	NPO	NPO	NPO
コンサルテーション	キー・パーソン	PT　ST　MSW		
検査		MR依頼 HCT CXR EKG 血液（一般、血型、生化学、凝固系、感染症） 尿一般 (ヘパリン使用時) APTT	頸部エコー (E)ホルター心電図 (E)心エコー (ヘパリン使用時) APTT	MR (ヘパリン使用時) APTT
ナーシング		バイタルサイン 神経学的観察 尿量チェック 体位変換 呼吸管理 清潔 感染予防(肺・尿路)	ＶＳチェック 神経学的観察 尿量チェック 体位変換 呼吸管理 清潔 感染予防（肺・尿路)	ＶＳチェック 神経学的観察 尿量チェック 体位変換 呼吸管理 清潔 感染予防（肺・尿路)
薬物療法	常用薬	高浸透圧利尿剤（グリセオール）DIV 抗潰瘍剤（ガスター）IV 補液 DIV 抗血栓薬（スロンノン・キサンボン・ヘパリン）DIV	高浸透圧利尿剤DIV 抗潰瘍剤 IV 補液 DIV 抗血栓薬　DIV	高浸透圧利尿剤DIV 抗潰瘍剤 IV 補液 DIV 抗血栓薬　DIV
おもな 患者アウトカム	①ADLレベルの明確化 ②健康レベルの明確化 ③キー・パーソンの明確化	①ベッド上安静 ②ストレス・フリー ③頭蓋圧亢進症状が無い ④併存症マネジメント良好	①同様 ②同様 ③同様 ④同様 ⑤合併症が無い	①同様 ②同様 ③同様 ④同様 ⑤合併症が無い
特記事項		無　有 ① ②	無　有 ① ②	無　有 ① ②
サイン　医師				
サイン　看護師		深　日　準	深　日　準	深　日　準
サイン　PT				
サイン　ST				
サイン　MSW				

（注）表中(E)は、EMBOLISM(脳塞栓）の治療を指す。

済生会中央病院の脳梗塞クリティカルパス：脳梗塞の治療は，病型によって様々であるが，病型診断まではどれも大体一定している。このパスは，脳梗塞で入院した患者に対して一様に用いるものであり（パスの適用についての判断は医師が下す），病型が確定した後は，各病型ごとのパスに移行する。入院当日にPT，OT，MSWへ連絡され，それらの職能を含めた早期チームアプローチが行なわれる。

図2　東京済生会中央病院の脳梗塞パス（1996年）（山崎絆先生提供）

筆者も前述したJCの研修から帰国したあとに、1995年に国内の雑誌に米国の視察報告を兼ねてパスを紹介しました[1)]。しかし、その当時は、全く反響はありませんでした。ところが、突如として1998年頃からパスブームが国内で始まります。ブームの最初の火付け役は急性期病院の看護師たちでした。パスによる業務の標準化、業務改善が現場の看護師たちの心をとらえました。そして次に病院の院長や副院長などの経営層が、パスの平均在院日数短縮効果やチーム医療効果、患者への説明ツールとしての効果に注目し始めました。さらに1998年10月に国立病院等における定額払い制のDRG/PPSの試行が開始され、

2000年4月の診療報酬改定で「詳細な入院診療計画」としてパスの様式が保険収載されたこと、2003年4月から特定機能病院における診断分類別包括支払い制度（DPC/PDPS）がスタートするなど、制度的な要因も重なってパスブームが一挙に加速してきたといえます。

　こうしたブームの先駆けのひとつとなったのが、筆者が前日本看護協会会長の坂本すが氏と1999年に一緒につくったクリティカルパス研究会です。最初にお茶の水で開いたクリティカルパス研究会には50人ほどが集まりました。この研究会がもとになって日本医療マネジメント学会が立ち上がり、同学会は現在、会員数が8,400人にまで成長しました。また、1998年には坂本すが氏と一緒に日本で最初のパスの教科書である『基礎からわかるクリティカルパス作成・活用ガイド』[2]を出版したのも、今では懐かしい思い出です。

　さて、パスは2003年から新たな展開をみせます。それまでの院内のパスから、地域全体でパスを作成し運用しようという地域連携パスが始まりました。地域連携パスは、当時、熊本市の国立病院機構熊本医療センターに勤務していた野村一俊先生たち整形外科医の勉強会であるシームレスケア研究会において始まりました。最初の地域連携パスは整形外科疾患で急性期病院とリハビリテーション（以下、リハビリ）病院とを結ぶ情報共有ツールとして始まっています（次ページ図3）。地域連携パスを運用すると、前方の急性期病院ばかりか後方のリハビリ病院の平均在院日数が短縮し、両者を合わせた総入院日数が減ることがわかりました。こうしたことから、地域連携パスが診療報酬にも取り上げられることになります。

　まず、2006年の診療報酬改定で大腿骨頸部骨折の地域連携パスが保険収載され、さらに2008年には脳卒中、そして2010年にはがんの地域連携パスの保険収載へと、その対象疾患が拡大して、今や全国に広がっています。また、地域連携パスは2008年から始まった新たな地域医療計画においても地域連携ツールとして推奨されることになりました。

　地域連携パスの定義を改めて見てみると、地域連携パスとは「疾患別に疾患の発生から診断、治療、リハビリまでを、診療ガイドラインに沿って作成する一連の地域診療計画」ということができます。

　その後、2016年の診療報酬改定では、地域連携パスは新設された退院支援加算の中に組み込まれて、退院支援加算の要件のひとつとなりました。そして、

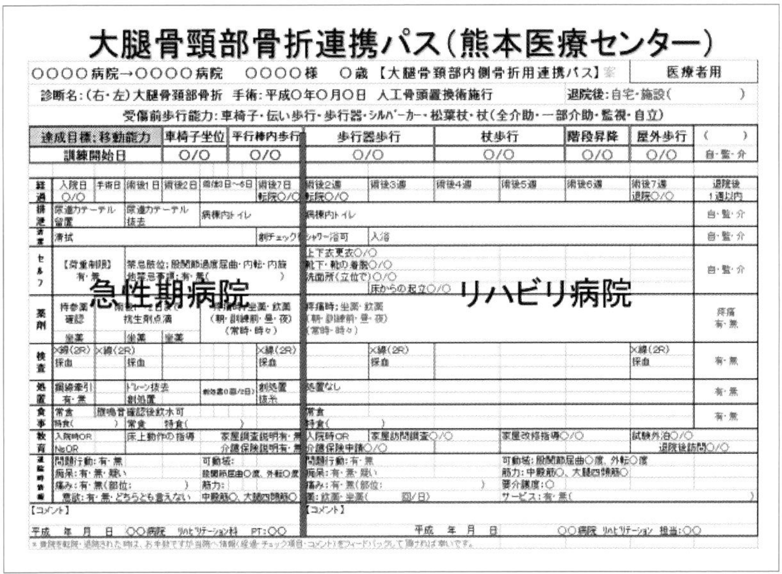

図3 大腿骨頸部骨折の地域連携パス（野村一俊先生提供）

2018年には入退院支援加算の加算として地域連携パスが評価されるようになります。

パス作成の10のポイント

では、パス作成の10のポイントを改めて見ていきましょう（表1）。

❖ ポイント①疾患別、処置別、プログラム別につくる

パスは疾患別、処置別、プログラム別につくることが原則です。パスをどんな疾患や処置、プログラムにつくるのかの選択は、院内で患者数が多い疾患や処置、さらにコストがかかる疾患や処置、リスクの高い疾患や処置から選ぶことが多いようです。最近ではDPCのデータを用いて、これらの疾患や処置を選ぶ場合もあります。

❖ ポイント②縦軸にケアカテゴリー、横軸に時間軸をとる

パスは縦軸にケアカテゴリー、横軸には時間軸を配置するのがルールです。ケアカテゴリーは疾患、処置、プログラムにより自由に選びます。一般には「治

表1 パス作成の10のポイント

①疾患別、処置別、プログラム別につくる
②縦軸にケアカテゴリー、横軸に時間軸をとる
③多職種チームでつくる
④エビデンス、ガイドラインをもとにつくる
⑤アウトカム（期待される成果）を設定する
⑥バリアンスを収集する
⑦患者用パスをつくる
⑧パスを医療安全に応用する
⑨パスを電子化する
⑩地域連携パスをつくる

療」「処置」「薬剤」「リハビリ」「検査」「栄養」「清潔」「排泄」「教育・指導」「観察・記録」等のケアカテゴリーからなります。横軸の時間軸の単位も任意です。入院から退院までを時間単位、日単位、週単位等で区切り、退院日については明確に決める場合もありますが、一定の幅を持たせて設定する場合もあります。

　疾患別、処置別のおよその入院日数を決めるときにDPC/PDPSの入院期間Ⅱを目安として決める場合もあります。入院日数を決めるときには、入院基準や退院基準もあわせて見直すことが必要です。また、これまでの入院日数が適切であったかどうかを同時に見直します。たとえば、術前入院期間は適切だったのか、また術後のケアプロセスの見直しで術後在院日数を短縮できるかどうかを検討します。

　最近ではERAS（術後早期回復プログラム）の普及で、周術期の処置が見直され大幅に入院期間が短縮しました。ERASでは術前点滴を廃止して経口補水液に切り替え、術後に早期経口摂取を行い、早期リハビリにより早期離床を促します。たとえば結腸癌の手術では、それまでの術後絶食をやめて術翌日から経口補水ゼリーを摂取させるなどケアの大幅見直しで、在院日数とコストの改善が図られました。

❖ ポイント③多職種チームでつくる

　パスはその疾患、処置、プログラムに関係した医師、看護師、薬剤師をはじめとしたすべての関連職種が参加してつくることが大切です。今では関連職種

からパス委員を選んで全職種が参加するパス委員会を院内に設置して、パスの検討を定期的に行うところも増えてきました。関連職種がそれぞれの専門性を発揮して協議しながらパスを作成することが重要で、パスは作成段階から始まるチーム医療といえます。

❖ ポイント④エビデンス、ガイドラインをもとにつくる

　科学的根拠（エビデンス）やガイドラインに基づいてパスをつくることが大切です。そのため、さまざまな診療ガイドラインやエビデンス集を参照することが必要です。一例として、米国AHRQ（医療研究・品質調査機構）の周術期のエビデンスを参照するなどがあります。たとえば「リスクのある患者に対して、適正な深部静脈血栓予防器具を使用すること」「重症の手術患者に対して、とくに早期の経腸栄養に重点を置いて栄養を適正に補給すること」「周術期の血糖値コントロールを改善することが周術期の感染を減らすこと」「手術患者に対して抗菌薬を適正に予防投与すること」などです。

❖ ポイント⑤アウトカム（期待される成果）を設定する

　アウトカムとは到達目標、期待される成果、ゴールのことで、パス上にこうしたアウトカムを明示してチーム全体で共有することが大切です。アウトカムは理論的には以下の4つがあります。①臨床アウトカム、②在院日数アウトカム、③コストアウトカム、④患者満足アウトカムです。今のところパスに明示されているのは臨床アウトカムと在院日数アウトカムです。臨床アウトカムはたとえば人工膝関節置換術の場合、90°膝屈曲が術後7日目、1本杖歩行が術後14日目という具合に中間到達点も含めてパス上に明示します。地域連携パスの場合は、後方のリハビリ病院への転院基準を明確にすることなども含まれます。パスの考え方の中でいちばん重要なのは、事前に最終アウトカムを設定し、そこから日々のアウトカムを設定するという、いわゆる目標管理の考え方です。

❖ ポイント⑥バリアンスを収集する

　パスは「事前に定められた目標を達成するための一種の標準スケジュール表」といえます。そのため、当初のアウトカムからずれてくる逸脱が時として発生します。こうした逸脱をバリアンスと呼び、このバリアンスには以下の4つの

種類があります。①スケジュールからの逸脱（入院延長や日々の遅れあるいは早まり）、②臨床の目標からの逸脱（合併症の発生など）、③コストからの逸脱（予算オーバーなど）、④患者満足からの逸脱（患者クレームなど）です。

　バリアンスの要因は、患者の身体的な要因、医療従事者の要因、病院のシステム要因、社会的要因などに分類されます。これらの要因には、大きなものでは手術合併症による入院延長から、在宅での介護力不足からくる退院延長などまで種々のものがあります。こうした要因を振り返って分析することも、パスによるケアの向上には欠かせません。

❖ ポイント⑦患者用パスをつくる

　患者用パスは、医療従事者用のパスをイラスト入りでわかりやすくつくり替えることが大切です。こうした患者用パスで説明すると、患者の満足度は高くなります。また、治療への参加意欲が高まって治療成績も上がるという、いわゆる患者参加型医療のツールのひとつとなります。ただ不安もあります。パス通りに進行しないときはどうしたらよいのでしょうか？　その場合は、なぜパス通りに進行しないのかを患者に説明することが必要です。説明を丁寧に行うことが、たとえ予定とのずれがあったにせよ、医療への信頼を増すことにつながります。この意味では患者用パスは究極のインフォームド・コンセントのツールといえるでしょう。

❖ ポイント⑧パスを医療安全に応用する

　パスではこれまで医師によりバラついていた処方パターンや処置内容、そのタイミングを、作成段階で見直したうえで標準化することができます。具体的には使用する薬剤の種類、用法、用量、処方タイミングをエビデンスやガイドラインに沿って見直して標準化したり、処置の種類、手順、実施タイミングや、検査の種類、タイミングを見直して標準化することが大切です。こうした標準化作業が医療安全には有効です。また、パスは関連職種間のコミュニケーションの改善にも役立ちます。作成時点から多職種で作成し、運用も多職種で行うことも医療安全に有効となります。

❖ ポイント⑨パスを電子化する

　最近の電子カルテの普及とともにパスの電子化も進んでいます。パスを電子化してそこに医薬品や検査・処置をオーダーセット化して組み込めば、究極の入院オーダーセットができあがります。あとは日々の実施記録の追加入力だけで電子カルテそのものが完成するというわけです。このように電子カルテにはパスの電子化が欠かせません。

❖ ポイント⑩地域連携パスをつくる

　診療報酬にパスが導入されて以来、脳卒中、整形外科疾患、がん、糖尿病などの疾患で連携パスをつくることが増えています。地域連携パスは急性期から回復期、慢性期・在宅を一元化するパスといえます。地域連携パスは地域のそれぞれ機能の異なる病院や在宅の関連職種が集まり、作成します。そこで診療方針やアウトカムを協議しながら、つくり込んでいきます。

おわりに

　パスが始まった経緯に立ち返ってパスを振り返ってみました。パスは見直しが大切です。パス見直しの際には、ぜひともパスの原点に立ち返ってほしいものです。本稿がその一助となれば幸いです。

◉引用・参考文献
　1）武藤正樹. PI委員会とクリティカルパス―米国病院看護部の新しい取り組み―. 看護部門. 9（1）, 1996.
　2）武藤正樹ほか. 基礎からわかるクリティカルパス作成・活用ガイド. 名古屋, 日総研出版, 1998, 207p.

第 **2** 章

パスを使うための
現場の整え方

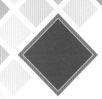

パスを使うための現場の整え方

患者および地域との協働に向けたパス活用

獨協医科大学埼玉医療センター　総合診療科　主任教授／総合患者支援センター　副センター長／
入退院支援部門長／在宅医療部門長／クリニカルパス推進部門長　**齋藤 登**

チーム医療による日々の臨床業務の中で、パスというツールを用いることは、看護職のみならず医療に携わるスタッフにとって当たり前の時代になったといえます。患者にとって温かい医療を多職種連携でどのように施せるか、快適な療養環境をどのように提供するか、以前に比べると生活水準など社会経済情勢の変化もあって、医療の質の向上が求められています。

心配りが現場を育てる

これからの医療を担う後輩たちに対し、どのように指導したら患者に温かい心で接する医療従事者に育て上げられるかや、患者本位の質の高い医療を担うことのできる人材の育成について、看護管理の立場にあるみなさん、パス運用を通じて教育を担うみなさんは心血を注がれていると思います。

一方、医療従事者が疲弊せずに、各々が目指す医療のスタイルに向かってモチベーションを維持できるようなマネジメントも必要とされます。マネジメントには、以下の3つの「配り」があります。

「目配り」……自分が行うことばかりではなく、周囲にも目を向ける

「気配り」……相手のことを常に考え、注意を払って行動する

「心配り」……相手が求めていることを予想し、先回りして行動する

看護職が患者に対してだけでなく、看護管理者が看護職に対しても同様に思いやりをもって接することが大切になります。それが、毎日が緊張の連続である現場のスタッフを優しさのある医療従事者に育てることにつながると考えます。

「働き方改革」は「働きかけ改革」から

日本看護協会による2025年に向けた看護の挑戦として「いのち・暮らし・尊厳を まもり支える看護」[1]があり、「医療」を提供する専門職として、複合因子が絡む病態の把握、チーム医療実践の主体者としての役割、チームケアのマネ

ジメント等のみならず、がん医療、認知症ケア、生活習慣病予防などをこれまで以上に担う必要があります。

　昨今、医療現場の「働き方改革」が叫ばれていますが、看護管理に携わるみなさんは労働時間管理や夜勤体制の改善だけでなく、多様な勤務形態やワーク・ライフ・バランス推進に取り組んでいることと思います。若い年代の臨床現場離脱を防ぐための処遇や職場環境の改善、看護職の負担の軽減が求められています。

❖ マイナス因子をプラス因子に変えるパスの活用法

　看護職がキャリアとしてのスキルを発揮する際、マイナス因子になり得るものとして、他職種との協働やコミュニケーションにおける不安が大きなウエイトを占めていることが多く、1つ目のマイナス因子としてはいまだ標準的でないケアが存在し、それにも対応しなくてはならない葛藤が多いようです。2つ目は、自分が考えていた業務や職場のイメージと現場での経験との違いから不安を強めたり、さらに不安が高じた場合は臨床現場を離れてしまったりすることもあります。

　このため、1つ目に対してはパスによる標準化されたケアと情報共有の充実や、パス作成・運用を通じて他職種とのコミュニケーションの場が増えることがプラス因子になると思われます（次ページ図 1)[2]。しかし、現実的にはなかなか医師たちが新しいパスづくりの端緒を導く余裕がないことが多く、そばにいる看護職から医師たちへの声かけが重要になります。単に「○○パスをつくってください……」という声かけでは医師たちは振り向きません。どのような話し方、お願いのアプローチならうまく引き付けられるかを知るには、日本クリニカルパス学会や地域のパス研究会、勉強会に参加すると、いろいろな経験談やアプローチ手法を耳にする場面が増えるので、看護管理者やパス担当看護師にとっては貴重な機会になります（次ページ図 2)。

　2つ目の業務や職場への不安については、看護職のモチベーションを維持するツールとしてのパス活用があげられます[3]。医療専門職としてケアを行う毎日の中で、現場での実践から経験を重ね、アセスメントを行っていく学びと達成感は貴重です。多くの病院が取り組んできた成果として、パスに看護計画を包括させることで看護ケアの内容はパスの中に細かく設定されており、担当患

のべ施設数（n＝1,606）

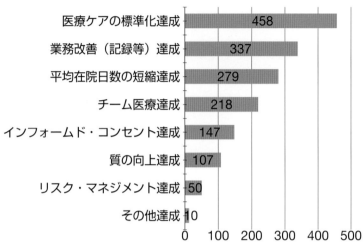

医療ケアの標準化達成	458
業務改善（記録等）達成	337
平均在院日数の短縮達成	279
チーム医療達成	218
インフォームド・コンセント達成	147
質の向上達成	107
リスク・マネジメント達成	50
その他達成	10

図1 パスの導入で達成された点（上位3項目）（文献2より改変）

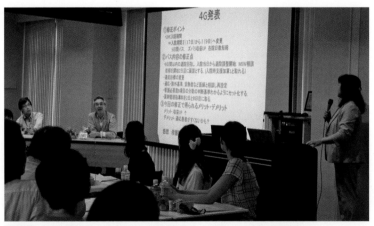

図2 パス関東友の会 第6回勉強会 グループ発表風景
左から筆者、パス関東友の会顧問の田中良典先生（武蔵野赤十字病院泌尿器科 部長）。

者の到達目標が日々のアウトカムを達成することとして明確に示されています。行うべきタスクとして、さまざまなケアにおける留意事項までもが盛り込まれていると、誰もが理解・行動しやすい医療内容標準化ツールとして支えになると思います。経験年数による違いも少なくすることができ、記録時間の短

縮化やケア内容のリフレクションにつながるアウトカム達成／未達成評価は、「明日はこうしてみよう」というやりがいに結びつく役割もあると考えます。

さらに経験年数が上がったら、専門／認定看護師、在宅領域や施設勤務看護職のキャリアパスの維持につながるようなパス作成への参画、患者に親身なパスの作成・支援、クリニカルラダーに応じた役割でパスに介入していくなど、業務を通したパスによる看護の質向上につながる意義をこれまで以上に働きかけるとよいでしょう。

パスの役割や意義が理解され、有効に運用されれば「働き方改革」の一助にもなる可能性を秘めています。そのためには、医師や多様な年代の看護師にどのように働きかけるかが、看護管理に携わるみなさんの腕の見せ所であり、その「働きかけ改革」の工夫を各施設の看護部の特長にしてほしいと考えます。

患者のために―パス運用の現場をどう調整するか―

チーム医療を展開するための多職種連携を推進し、患者から、また周りの医療従事者からの信頼を得る看護職を育成していくことは、医療機関を問わず共通の目標といえます。早期からの入退院支援の取り組みが盛んに行われつつあり、入院期間が短縮化され、外来や在宅での療養期間が長くなる中、標準的な診療計画であるパス運用の現場をどう調整していけばよいのでしょうか。

❖ アクションプランその1：パス教育の充実

これまでの筆者のパス活動から導き出した、重要方策の1つ目は「パス教育の充実」です。多くの職種の中でも看護師はパス活動に関心が高く、パス研究会などの参加者をみると、理学療法士などのセラピスト、診療情報管理士、薬剤師、栄養士は勉強に来ていますが、医師や臨床検査技師、診療放射線技師、医事系事務職などは声がかかった人だけの参加が多い傾向が否めません。彼らにパスに関する思いを尋ねると、「そもそもパスについて教わったこともないし、担当を任命されたから委員会に出席している……」などの答えがどこの医療機関からも異口同音に返ってきます。

さらにパス作成や運用で困ったとき、どこに相談するようになっているかは、施設ごとにまちまちであることが多いと思います。たとえばパス委員会のメンバーにその都度声をかけるとしても、主務があるためパス関連の対応は後

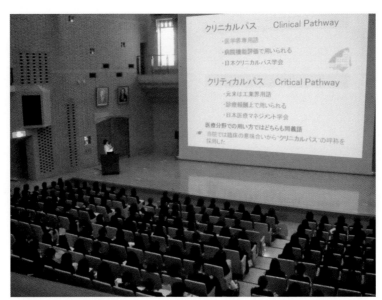

図3 新入職員講義：クリニカルパスについて（於：東京女子医科大学）

回しにならざるを得ません。

　したがって、病院としての新人教育や定期的職員研修のテーマに「パスについて」を設定し、一定のパスに関する知識の底上げを図っていく必要があります（図3）。その音頭取りはパス委員会が機能していれば任せてもよいですが、看護部が根回しをして開催する仕組みが最も実効性が上がると考えられます。

　パス登録・管理もパス委員会のメンバーが片手間に行っており、パス作成支援が不十分な状況であれば、パス専任部署の設立がひとつの対応策になります。筆者自身は2005年当時、わが国で最大病床を有した東京女子医科大学病院で「クリニカルパス推進室」の開設にこぎつけ、診療情報管理士と専従看護師の配属を得て、パス教育の充実を整える体制づくりが有効であったと回顧しています[4]。

❖ アクションプランその2：入退院支援へのパス活用

　入院予定患者の情報把握や課題抽出を入院前から開始し、入院後は速やかに退院支援につながる多職種の活動をパスに盛り込んでおくこと。筆者がお勧めする重要方策の2つ目はこの「Patient Flow Management（PFM）運用とパス

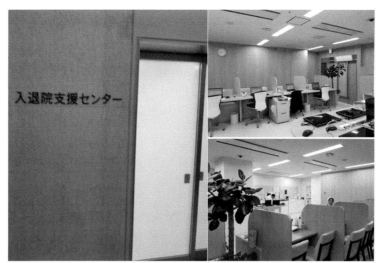

図4 PFM 活動の現場（獨協医科大学埼玉医療センター総合患者支援センター）

活用」です。パスによる医療がきちんと遂行されることで、目的とする医療内容を予定された入院期間に行うことができ、予期せぬ変化なしに退院できる。このごく当たり前のように思える医療の実施が臨床の最前線ではいかに難しいか、みなさんが最も痛感している部分と推察します。

　現在、筆者らの病院では、入院予約を行ってから入院までの期間が2週間以上ある症例と1週間程度しかない症例の2パターンに分類し、それぞれ「手術あり」群と「手術なし」群に分けて対応を行っています。たとえば、「入院前期間が2週間以上で手術あり」群であれば、術前検査とその結果の把握、抗血栓薬の中止などの薬剤指導、麻酔科・歯科・口腔外科受診、喫煙者への禁煙指導や呼吸訓練を含む術前リハビリテーションのため、入院前に2回ほど来院してもらう患者指導を開始しました。これまでと異なる来院回数の変更に際し、患者からのクレームを予想して取り組みましたが、大きなトラブルはなく入退院支援部門が動いています[5]。

　PFM 活動として既存パスそれぞれに外来フェーズを設定する改定などは看護部をあげて取り組むこと、それによって入院後のスムーズな医療の遂行と退院後への的確な方向づけを行うことができ、有効な病床活用〜管理につながります（図4）。

地域との協働は地域連携パス推進から

　わが国の高齢化社会の進展とともに一人ひとりの医療・介護ニーズは増大し、多様化・複雑化しています。そのニーズに応えて健康な社会をつくるため、地域を基盤とした「地域包括ケアシステム」が導入され、住み慣れた地域で自分らしい暮らしを人生の最期まで続けることを目指して動き始めています。

　これは、従来の「病院完結型」から医療・ケアと生活が一体化した「地域完結型」の体制への転換を意味し、高度急性期から慢性期までの病床の機能分化、多職種や介護職との連携から在宅医療の推進などを地域で支える仕組みです[6]。さらに、従来の疾病や傷害の治癒・回復を目的とする「医療モデル」優先から、生活の質に焦点をあて、疾病や障がいがあっても、地域の住まいで、自立してその人らしく暮らすことを支える「生活モデル」に大きくシフトしようとしています[7]。

　地域完結型医療の推進には、地域連携パスの活用がやはり大切になります。ひと頃よりは地域連携パスの広がりが落ち着きましたが、連携医療はチーム医療の中でも重要であり、停滞している課題を丹念に拾い上げ、対策を検討して広げていく必要があります。

　地域連携パスの大きな意義は、発症（急性期）からリハビリテーション（回復期）、その後の地域生活（維持期）まで一貫した方針のもと、患者の状態に合わせた適切な医療や介護を行えることです。急性期から回復期を経て居宅療養に移行できるよう診療計画を作成し、治療を担当するすべての医療機関が共有して用いることにメリットがあります。診療にあたるいろいろな医療機関が役割分担を行い、患者用パスを用いてあらかじめ診療内容を患者に提示・説明することにより、安心して医療を受けることができるようになります。

　施設ごとの事情もあると思いますが、内容は診療ガイドライン等に基づき、診療内容をタスク、達成目標をアウトカムとした診療計画を明示し、回復期担当の医療機関では患者がどのような状態で転院してくるかをあらかじめ把握できるため、転院早期から効果的な加療が可能となります。

　看護管理者のみなさんには、今だからこそ、地域連携促進に向けた調整の旗振り役とマネジメントに、ぜひご尽力いただきたいと切に思います。

　明日の医療を支える人材育成を引き続きよろしくお願いいたします。

◉引用・参考文献 ･･

1）公益社団法人日本看護協会. 2025年に向けた看護の挑戦 看護の将来ビジョン〜いのち・くらし・尊厳を まもり支える看護. https://www.nurse.or.jp/home/about/vision/index.html, 2015.

2）日本クリニカルパス学会. クリニカルパスの普及・体制の現状と課題―第18回（平成30年）アンケート結果から―. 日本クリニカルパス学会誌. 21（1）, 2019, 39-49.

3）齋藤登ほか. クリニカルパス活動モチベーション向上への取り組み―看護職のやり甲斐を感じる瞬間（とき）を求めて. 看護. 60（10）, 2008, 87-91.

4）齋藤登ほか. パス活用のモチベーションを上げる試み―パス推進専任部署の歩みと活動. 看護管理. 18（7）, 2008, 568-71.

5）齋藤登. 地域包括ケア時代のクリニカルパス―その意義と教育の重要性. 看護管理. 28（6）, 2018, 512-5.

6）社会保障制度改革国民会議. 社会保障制度改革国民会議報告書. 2013, 28-30.

7）猪飼周平. 地域包括ケアの社会理論への課題：健康概念の転換期におけるヘルスケア政策. 社会政策. 2（3）, 2011, 21-38.

① 医師の立場から

独立行政法人国立病院機構高崎総合医療センター　外科部長　**坂元一郎**

パスにおける医師の役割について、理想を求めつつも現場の負担とのバランスを意識した、当院の活動を紹介します。

医師の役割

　　医師は診療計画を立て、適時修正するので、パス活動のリーダーに最適です。しかしながら、実際にパス活動を牽引する役割は、看護師が担うことが多いと思います。"診療計画を共有する"という意識が乏しい医師も多く、日本クリニカルパス学会アンケートの「パスの運用で困っている項目」では、「医師との合意・協力体制」が、いつも上位となります[1]。パスには、患者への情報提供や医療従事者間の計画の共有、チーム医療の促進、医療従事者の業務軽減など、いいことがたくさんあります。当院では、入職時オリエンテーションでパスの概略や医師の役割について説明しています（図1・表1）。

　　名目上のリーダーは、医師でも看護師でもいいのですが、やる気のある人が適任です。パスに消極的な医師は、パスが嫌いなのではなく、知らない、不慣れ、というだけなので、関わりやすいように環境をつくってあげましょう。

🖱 パスを適応すると設定される項目

＜医師指示＞
・医師入院指示、指示、検査、内服薬、注射薬、条件付き指示、食事オーダー
　　＊専門職種（ICT・NST・医療安全・医事課など）と検討します。

＜看護指示＞
・観察項目、ケア項目、看護処置
　　＊合併症など、注意したいポイントを盛り込みます。

＜その他＞
・他部門へのオーダー（栄養指導・薬剤指導・リハビリ）、文書管理との紐づけ

パス委員会で最適化し、承認することで、病院のお墨付き

🖱 みなさんに理解してもらいたいこと

パスは単に指示簿やスケジュール表じゃないよ
・目標を明確にできる　（情報共有）
・医療を改善できる　　（話し合い、見直し）
・安全性が高まる　　　（可視化、標準化）
・業務を効率化できる　（記録、指示）
・患者さんに優しく丁寧な説明ができる
　　　　　　　　　　　（入院前から情報提供）

セットオーダーでは、できないことだね！

図1 院内講義用スライド

表1 パス活動での医師の役割

作成	診療計画の作成、適応基準、入院期間、医師指示（検査・治療・食事など） ＊アウトカムは、診療上の注意点をもとに、医師と看護師で設定 ＊診療に関わる専門職種（薬剤師・栄養士・リハビリテーションスタッフなど）とともに検討
運用	パス適用、継続・逸脱・脱落の判断
改定	患者背景・経過の評価、見直しの視点

表2 当院のパス推進の目的

1. 医療の質の向上と業務改善
2. チーム医療の強化
3. 患者満足度の向上
4. 診療記録の改善
5. 在院日数の短縮

パス院内マニュアル

医師の巻き込み方

❖ 動機づけ

パス活動に消極的な医師を巻き込むには、動機づけが大切です。

1. 病院としてパス推進の方針と、その目的を示す

多職種が同時に動くために必要なことです。当院ではパス推進の目的の第一に、医療の質の向上と業務改善を掲げ、患者にも医師を含む病院スタッフにもメリットが得られることを目指しています（表2）。

2. 現場スタッフからの声かけ

病院や上司からの働きかけは、たとえるならイソップ童話「北風と太陽」の北風で、命令されたような印象を持たれることがあります。しかし、一緒に診療を行う仲間からの声かけは、より心に響くはずです。快く動き出せるように、ぽかぽかの太陽のような働きかけを行うと効果的です。

医師も、自身の考えをほかの医師やスタッフに伝えるのは勇気がいるものです。自分が最適と考える診療が評価され、修正させられることもあるため、居

心地が悪く、時にはへそを曲げることもあるでしょう。お互い気持ちよく仕事ができるように、皆で笑顔作戦、お菓子作戦など、楽しそうな雰囲気でできるといいですね。

❖ 導入計画：委員会活動

　当院では、電子カルテ・パスの導入や電子カルテ移行、バリアンス分析開始時には、具体的な目標として各科1パスの取り組みと期限を設定しました。パス講習会を開催し、各診療科から医師（リンクドクター）と看護師（リンクナース）に参加を依頼しました。講習会の内容は、パス入門の講義と電子カルテを用いた演習です。

　病棟で空き時間に集まっても、コールで中断することがあり落ち着きませんが、話し合いの時間と場所を用意すると、真剣に取り組みます。下書きを用意するなどで事前に課題を明確にしておくと、しっかり準備もしてきてくれます。2018年は、病院のパス推進のかけ声に応えた看護部の意向のもと、「管理職もパスを理解しましょう」ということで、師長や副師長も参加してくれました。会場が手狭になりましたが、上司の理解を得ることができて、スタッフには大きな励みになりました。また、システムエンジニア（SE）の協力を得て、講習会場に電子カルテを用意してもらいました。実際にパスの入力を始めることができますし、その場で質疑応答を共有できるので活動がはかどります（図2）。

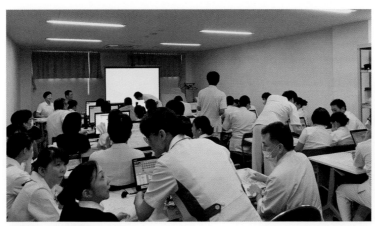

図2　パス講習会の様子

医師の記録とパス

❖ 医師の記録

　当院では、医師の診療録は SOAP 形式で記載するよう指導されています。パス適用患者でも医師の記載は必要ですが、簡潔でよいとしています。

　適切なパスには、診療計画とアウトカム評価、判断の根拠が明示されています。理想的には、日々のアウトカム評価を医師と看護師が、パス継続の判断を医師が行う運用がよいと思います。しかしながら、急性期病院で医師が手術や急患の対処に追われている当院では、医師を待つと夕方や夜まで翌日のオーダーが確定しない状態になってしまいます。現実的な運用として、アウトカム評価は看護記録の一部として看護師が行い、医師からパス変更や中止の指示がなければ継続としています。アウトカム用語には Basic Outcome Master を使用し、アウトカムと評価基準、タスクを明記し、経験の浅いスタッフでもわかりやすい設定を心がけています。アウトカムは 1 日 1 回、日勤の終了時までの状態を評価し、バリアンスは適時記録しています。

❖ パスの見直し

　パスの改善のため、バリアンス分析結果と現場の意見を集めて検討します。

　バリアンスの収集方法は、数種類に分類されます[2]。当院はオールバリアンス方式ですが、分析項目は入院期間や適用率、医療従事者の指示（検査、薬剤、処置など）、アウトカム、そのほか現場が興味を持ったこととしています[3]。電子カルテはバリアンス集計が簡便ですが、数字のデータだけでは患者背景や合併症の把握は困難です。見直しの際に、重視すべき項目（異常の早期発見など）と不要な項目（原疾患に起因する入院延長や追加オーダーなど）があるので、医師と看護師で検討するように推奨しています。

　医師や看護師など現場スタッフの意見も有用です。バリアンスでない項目でも、各種モニターの装着期間や導尿用カテーテル抜去の日時、点滴など指示の詳細について修正し、患者やスタッフの負担を軽減することができました。

院内活動：パススタッフ育成

❖ パス習得のレベル

当院ではパス習得のレベルを以下の3段階に設定しています。

Ⅰ．評価・記録ができる

Ⅱ．作成できる

Ⅲ．分析・改定ができる

患者に接する全職員はレベルⅠ、病棟のパス係はレベルⅡ、リンクスタッフはレベルⅢを目指します。しかしながら、リンクナースやパス係は入れ代わりが早く、2019年度のリンクナースは3分の2も交代してしまいました。経験と知識の引き継ぎが難しいことが課題で、コアメンバーのサポートが必須になっています。頑張ったスタッフには、パス大会や地域のパス研究会、学会での発表を勧めています。やりがいを見つけたスタッフには、パス活動を継続してパス認定士やパス指導者などの資格を取得してもらい、パスを特技にしてもらいたいと願っています。

❖ コアメンバーの役割

当院では、筆者を含めた医師2名と看護師2名がコアメンバーに任命されています。パス活動の推進役として、リンクナースや多職種メンバーが集まるワーキングチーム会を主宰し、パスの作成や改定を支援するほか、パス教育を担当しています。電子カルテの更新やバリアンス分析では、まずコアメンバーが試行してマニュアルを作成し、パス講習会を開催しています。

コアメンバーはパス関係のよろず相談役です。患者やスタッフのこと、病院のきまり事を理解し、多職種間の調整の役割を果たすことが求められます。院内で信頼を得るには時間と実績が必要であり、時に大きな壁に突き当たることもあります。しかし、他院のパス大会や研修、学会では、院外の仲間との情報交換で活力を得て、少しずつ、たくましく成長しています。

❖ 活動時間の確保

パスの作成や見直しには、活動時間が必要です。これまでは自分の時間で献

身的に活動していましたが、病院と看護部の協力で、コアメンバーの看護師は月に2日の活動日をもらうことができました。「これまでの貢献が評価された」と喜び、モチベーションが向上しています。さらに時間があれば、パス管理やデータの整理、パス作成代行なども引き受けて、リンクスタッフの負担を減らすこともできます。理想は、パスの専任・専従スタッフを配置することです。慣れない初心者が四苦八苦するより、ベテランが作業するほうが効率的です。これもタスク・シフティングのひとつだと思います。

おわりに

　医師がパス活動で最初に面白みを感じるのは、看護師や多職種との話し合いです。お互いの立場を尊重しつつ、思いを語り合えれば、チームの一員として充実感を得ることができます。パス委員会や管理職は、話し合いができる環境を整えること、また意欲のあるスタッフがパス活動を継続できるように応援することが大切と考えています。

◉引用・参考文献
1）勝尾信一．"バリアンス"．クリニカルパス用語解説集 第2版．日本クリニカルパス学会．東京，サイエンティスト社，2019，34-40．
2）日本クリニカルパス学会．クリニカルパスの普及・体制の現状と課題—第18回（平成30年度）アンケート結果から—．日本クリニカルパス学会誌．21（1），2019，39-49．
3）村上廣野ほか．バリアンス分析からパス改定へ繋げる取り組み．日本クリニカルパス学会誌．20（2），2018，145-7．

2 看護師の立場から

社会福祉法人恩賜財団済生会支部 神奈川県済生会横浜市東部病院　TQMセンター　クリニカルパス管理室

看護師長　**髙田 礼**

チーム医療が推進される中、パス作成や運用には医師の協力が不可欠です。しかし、継続的なパス活動を支え、その要となっているのは看護師といえます。パス専任看護師の立場から、現場のパス担当者はどのようにパス活動に関わればよいかを解説します。

看護師は院内パス活動の要

　パス活動の要は看護師である、とよく聞きます。みなさんはどう考えますか。医療では診療の責任を負うのは医師であり、医師の指示のもとに看護師を含め他職種は自身の専門性や役割を生かして立てた介入計画をチームで共有して関わります。こうした「チーム医療」が 2000 年頃から声高に謳われるようになり、推進されてきました。その中で「パスは医療チームの診療計画なのだから医師がいないと始まらないし、医師の協力がなくてはパスの導入さえも難しい」という意見が多数あるのも事実です。

　全国的なアンケート調査[1, 2]の結果によれば、パス作成や運用で困っていることの上位に、医師のパスに対する理解不足や体制上といった理由から、医師の協力が得られないことがあげられています（表 1）。1990 年代中頃に日本にパスが導入されるようになって四半世紀経過していますが、医師の協力を得ることが難しいという現実は、今でも同様のようです。

　確かに、診療計画の総責任者である医師の理解や協力は、パスを推進するために重要だと思います。実際、パス活動の先進的な病院施設には強力なリーダーシップをとる医師がいたり、病院組織の経営陣による“鶴の一声”で一気にパス導入が進んだりすることも珍しくありません。しかし、筆者自身がこれまでパスに関わってきた経験をお伝えするなら、組織がパスを導入するきっかけやパス活動の活発さはどうであれ、継続的なパス活動を支えているのは看護師であり、現場の看護師こそがパス活動の要であると実感しています。

　村木[3]は、臨床現場でのパス作成・運用を検討する際は、患者の視点が取り残されないようにするため、そして業務上パスに関係する多職種とコミュニケーションをとる機会が多い看護師を中心に行うのがよいと述べています。そ

表1 パスに関する全国調査

日本クリニカルパス学会のアンケート調査	日本医療マネジメント学会のアンケート調査
質問：パスの運用で困っている項目	質問：パス作成・運用上の課題
1. バリアンス集計・分析	1. パスの質管理
2. バリアンス収集	2. 電子カルテへの移行
3. 医師との合意・協力体制	3. 医師の協力
4. エビデンス収集	4. 教育・研修
5. パスの電子化	5. パスの内容と運用
（文献1より改変）	（文献2より改変）

の理由は、看護師はその業務特性から、診療とケアの両面からと守備範囲が広く、患者に最も長く関わります。そして、「チーム医療」「多職種連携」というキーワードが作動するには、専門職間の複雑なタスクの隙間を埋め、患者の診療がスムーズに運ぶよう全体をコーディネートしているのが看護師であることが多いからだと思います。

部署のパス担当看護師は何をするの？

パス担当看護師、つまり病棟や部署で中心的にパス活動に関わるスタッフの中には、ある日突然に看護師長から指名される人もいるでしょう。臨床現場でパスが適用されている患者を受け持ち、パスに従ってケアを行ってきた経験があったとしても、部署の代表としてパス担当者に選ばれたときは、「私は本当にパスを理解しているのだろうか」と不安に感じるかもしれません。

パス担当者である看護師はどのようにパス活動に関わればよいのでしょうか。本稿では、パス専任看護師の立場から、現場のパス担当者にアドバイスをするとしたら、という視点でお伝えしたいと思います。

❖ パス業界用語に慣れよう──ただしわかる範囲でいい

パスの初心者がパスについて知ろうとするとき、まずはパスの概要と用語を調べることから始めると思います。そこで苦手意識を持つきっかけになってしまうのが、パス独特の専門用語かもしれません。パスは欧米で開発されたことから、いわゆる横文字のパス業界用語が多くあります[4]。中には一般に聞いたことがあるカタカナ用語もありますが、パスの作成や運用時のみに用いる場合

表2 基本的なパス用語（文献4より改変）

適用基準	パスの対象となる疾患、患者状態 ※疾患や治療・検査の適用基準ではない
除外基準	パスの使用が危険と判断される条件
アウトカム	望ましい成果・結果、あるべき状態、臨床上の目標
クリティカル・ インディケーター	治療経過に重大な影響を与える可能性のあるアウトカム 医療の質・時間・資源を大きく左右する重要なもの
タスク	医療者が行うこと
バリアンス	アウトカムが達成されなかったとき、その事象

があります。

　たとえば、パスのフォーマットやパスを適用するタイミングなどによってパスの種類に名称がいくつかありますが、同じ意味なのに異なる名称が用いられることもあります。用語が独特過ぎて嫌厭するかもしれませんが、実は日常の医療現場で実際に考え判断しているプロセスを表現している用語ですので、自分なりにかみ砕いて理解すればよいのです。難しいのは、アウトカムの定義を何にするか、パス分析時におけるバリアンス収集方法に関する用語です。

　パス担当者として最低限理解しておいてほしい用語は6つで、パスを作成するときとパス適用時の評価や記録をするときに使われる用語の意味は理解しておいてほしいと思います（表2）。

❖ パスの本質は押さつつ、ほかは柔軟に

　パスに抵抗を感じる理由として、「診療が画一的に型にはめられてしまうのではないか」という誤解があります。とくに、「日付をあらかじめ決めておくことが難しい」と言われることがあります。その理由として、急性期は患者状態の変化に応じて対応すべきだから」と考えている人も多いのではないでしょうか。しかし、パスにおいて重要なのは患者状態であり、目指すべき患者状態の段階を「アウトカム」として設定することと、関連するタスクの内容を標準化することです。スケジュール設定はおよその目安期間内で行うという運用ルールによって、パスを柔軟に使うのもよいと思います。

　原則としてパスの運用方法は院内のルールに従いますが、まずはパスを導入

して標準化を進めるという大目標を達成したいのなら、あまり細かいことにこだわり過ぎず、できるところから標準化を始めるのがよいでしょう。初めから完璧を目指してパスをつくると、かえって使いにくいパスになってしまいますし、使いにくいパスは結局使われないパスになってしまいます。パスの見直しを繰り返しながら徐々に精度を上げていけばいい、というくらいの気持ちで始めても全く問題はありません。

❖ 記録の大切さを理解してほしい

　2018年、日本看護協会は「看護記録に関する指針」[5]を発表し、それまでの「看護記録および診療情報の取り扱いに関する指針」にパスの記録についての内容が追加されました。施設ごとに記載基準を明文化し、記載基準に則った信頼性の高い記録に努め、記録の効率化を図るよう記載されています。看護記録の記載は看護職にとって重要な業務のひとつですが、全業務に占める割合が高く、時間外業務の理由として最も多くあげられます。

　施設基準の要件にあたり、診療報酬請求において医療実践を客観的に証明するため、求められる診療記録は年々増加している印象を受けます。よく「パスは記録をしなくてよい」と聞きますが、正確に言い直すと、必要な診療記録がパスに設定されていてチェック入力式であれば簡略化することができるのであって、記録が不要であることとは違います。パスの記録と通常の診療記録とで重複する記載は避けるべきですが、パスだけではすべての記録を完結できない場合があります。

　たとえば、パスには標準看護計画を含めることができますが、複数の疾患や看護問題があるケースでは、パスに含まれない計画内容は患者の個別性として看護計画を別途立案する必要があります（次ページ表3）。パスを単なる便利ツールとして使用している場合に、想定されていない看護問題があたかも組み込まれているかのように、日々の経過記録だけを記載しているのは適切ではありません。何の目的で何の記録を記載するのか、その記録はどのように記載するべきなのかを体系的に整理する必要があります。パスのメリットのひとつに記録の効率化がありますが、それは診療記録としての事項を満たすよう設定されているからこそ認められることなのです。

表3 看護記録の要素とパス

構成要素	パス以外	パス
基礎情報	看護データベース	看護データベース
問題リスト 看護目標	看護診断 NOC	アウトカム
看護計画	NIC	タスク 観察項目 看護 E プラン
経過記録	日々の看護記録 ・温度板 ・経過記録	アウトカムの判定記録 （バリアンス記録） タスクの実施記録 観察項目の結果記録 看護 E プランの実施記録
看護サマリー	看護サマリー	看護サマリー

NOC：看護成果分類、NIC：看護介入分類、E：教育・指導

❖ パスの仲間をつくろう

　パスを作成しやすい疾患や治療・検査は取り組みやすいですが、パスを作成しにくいものがあるのも事実です。すべてのことをパスで完結することはできませんし、パスがなければ医療ができないわけでもありません。パスへの取り組みやすさ、不慣れ、経験値がないことなどによってパスに対する認識の違いや好き嫌いを生んでしまっている可能性があります。パス嫌いな人を変えることはなかなか難しいといえます。

　働きアリの法則に従えば、「自ら積極的に取り組む人」：「どちらでもない人」：「足を引っ張る人」は、2：6：2の割合で維持されるといわれています。6割の人たちをいかに活動に引っ張り上げるか、そのことに注力しましょう。パス活動を盛り上げるためには、パスに関係する全職種を巻き込むことが必要になります。医療の工程はとても複雑でかつ専門的であるため、私たち医療専門職は意外に他職種がどのようなことをしているか詳細に理解していないことが多いようです。パス活動を通して他職種の業務を知り、人間関係が広がって頼れるパス仲間が増えると、パス活動はより楽しいものになります。

❖ パス活動に楽しみを見つけよう──とにかく前向きに

パスに関わることの醍醐味はいくつかあります。1つは、他職種を知り人のつながりができることです。仲間と一緒に活動することが楽しいと思えることが大切です。もう1つは、ひとつの診療プロセスの標準化にとどまらず、医療安全や感染管理対策、院内ルールなどをパスに反映することになるので、病院内全体の仕組みも関係してくることです。

パスは診療やケア、業務、院内のシステムすべてに通じるので、自部署のパスだけでなく他部署・診療科のパスの使い方や、パスに関係した改善活動の取り組みについて知ることによって、自部署のルールがローカルルールであることに気づくこともあります。

パスを通じて物事を広い視野で見てみてください。木の視点だけでなく、林や森の視点に立って景色を眺めると見えるものが変わってきます。すると、「ここを改善したい」「ここがよくない」といったことが見つかるでしょう。あるべき姿を求めて改善に取り組もうとすると、必ずしもすべてのことがうまく運ぶわけではなく、思うように進められないことにも出くわします。「誰をキーパーソンにしてどのように交渉するか」「部署間の折衝ではまず誰に相談するとよいか」「要望を通すために効果的な作戦は何か」など、コミュニケーション能力も磨く必要があります。パス活動を円滑に進めるための人との対話や交渉、確認作業に時間と労力を要することが大変に感じるかもしれません。困難な状況を受け止めて、そんなときこそ前向きにとらえて楽しむように意識してみましょう。たとえ失敗したとしても、学びに変えるのは自分のとらえ方次第です。

おわりに

パスをつくる、パスを見直すといった作業は、人知れず孤独で骨が折れるものです。中でもパスの作成や分析のためにカルテから必要なデータを収集する作業は地道で、紙カルテや電子カルテでシステム化できていないと、カルテの記録をひとつずつ確認しながらデータを収集することになります。業務時間内で作業を行うことが難しい場合は時間外になってしまい、システムの得手不得手も影響します。

パス担当者をどのスタッフにするか考えるとき、どちらかというとパソコン

が得意な人が役に充てられている印象があります。しかし、パス担当者にとってパソコンのスキルは絶対条件ではなく、最も重要な条件は、パス活動に価値を見出し前向きに取り組もうとする姿勢があることだと思います。パスは医療のマネジメント・ツールなので、パスを正しくよく理解しようとするなら、パスの基礎的な知識に加えて、関連する分野の医療安全、医療の質、医療情報、DPC（包括医療費支払い制度）、病院経営に関することなど、幅広い知識が求められてきます。

　パスは単なるツールでしかありませんが、病院経営や組織のマネジメントについて理解することによって，反対にツールの使いこなし方がわかるようになります。「好きこそ物の上手なれ」のことわざ通り、こうしたことに関心があるスタッフはパスとの相性がよいといえるかもしれません。そのようなスタッフがいたら、ぜひ背中を押してほしいと思います。

◉引用・参考文献
　1) 日本クリニカルパス学会. クリニカルパスの普及・体制の現状と課題―第18回（平成30年度）アンケート結果から―. 日本クリニカルパス学会誌. 21 (1), 2019, 39-49.
　2) 宮﨑久義ほか. 日本におけるクリティカルパスの普及に関する実態調査報告(第3報). 日本医療マネジメント学会雑誌. 20 (1), 2019, 45-52.
　3) 村木泰子. クリニカルパスマネジメント専従者・兼任者に求められる役割，知識，技術～現在の活動状況から考える今後の課題～. 日本クリニカルパス学会誌. 15 (3), 2013, 157-62.
　4) 一般社団法人日本クリニカルパス学会監修. 一般社団法人日本クリニカルパス学会学術・出版委員会編. クリニカルパス用語解説集 第2版. 東京, サイエンティスト社. 2019, 180p.
　5) 看護記録に関する指針. 公益社団法人日本看護協会. 2018. https://www.nurse.or.jp/home/publication/pdf/guideline/nursing_record.pdf

3 薬剤師の立場から

社会福祉法人恩賜財団済生会支部 福井県済生会病院　薬剤部　薬剤副部長　**佐野正毅**

パスは医療の質の標準化と向上を目的として、各施設において作成、導入が進んでいます。本稿では、当院でのパス作成にあたり、薬剤師として関わってきた経験を例にあげて説明します。

はじめに

　　パスを導入することにより、①医療の質の改善、②在院日数短縮、③コスト削減、④患者満足度の向上、⑤職員教育、⑥チーム医療の強化・推進といった効果が期待されます。

　　第一に医療の質の改善が目指すところであり、これを行うことにより、結果として在院日数短縮やコスト削減が付随してきます。患者満足度は「いつ、どんな治療を受けるのか」という点で、全面的なインフォームド・コンセントになること、そして患者教育ツールとも医療従事者教育ツールともなります。現場の実情に合わせ、現場ごとにつくられていることから、新人の教育や、看護部においては申し送り、転科・転棟、手術前後の引き継ぎ時にケアの継続もパス上で行えるので、効率的な引き継ぎが期待できます。また、作成にあたって各職種が集まり、医療チームとして共同（協働）でつくり上げることから、各部署の枠を超えた、共通のコミュニケーションの場を得ることの意義も非常に大きいといえます。

パス作成の流れ（次ページ図1）

　　当院におけるパス作成はまず、関連科の医師が中心となり、作成チームがたたき台を作成するところから始まります。作成チームは医師、看護師、薬剤師、臨床検査技師、管理栄養士、医事課職員などで構成されています。作成したパスはパス推進室に提出され、その後パス承認部会により、内容（エビデンス、アウトカム、バリアンス、カルテパッケージ等）のチェックが行われます。パス承認部会の構成メンバーも作成チームと同様の職種構成となっています。チェック内容については作成チームにフィードバックを行い、作成チームからあらためて作成意図の確認を行い、妥当性を確認、検討します。確認が終わり

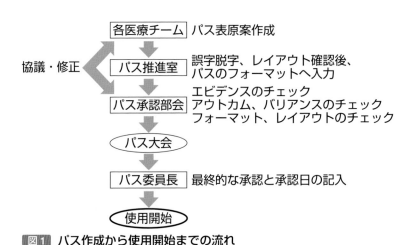

```
  各医療チーム  パス表原案作成
       ↓
協議・修正  パス推進室  誤字脱字、レイアウト確認後、
       ↓        パスのフォーマットへ入力

               エビデンスのチェック
  パス承認部会   アウトカム、バリアンスのチェック
               フォーマット、レイアウトのチェック
       ↓
    パス大会
       ↓
   パス委員長   最終的な承認と承認日の記入
       ↓
    使用開始
```

図1 パス作成から使用開始までの流れ

パスのかたちができあがると、院内でパス大会を開催して作成チームが作成の趣旨や内容を紹介し、意見や質問によって最終調整を行います。最後にパス委員会委員長の承認を得て使用開始となります。パスは1年おきに内容を見直し、より良いものへと改善していくスタイルをとっています。

　薬剤師は作成チームにおける初期の作成やパス承認部会におけるエビデンスのチェック、使用開始後の見直しの段階で関与しています。

作成チームにおける薬剤師の役割

　薬剤師は医師と相談し、パスで使用する薬剤を決定します。検討事項としては、薬剤使用の必要性、必要となった場合にはどの薬剤を使用するのか、どれだけの量、どれだけの期間使用するのかなどがあげられます。パスにおける薬物治療は、「今まで使っていたから」とか単に「安いからパスに取り入れよう」ということで議論がスタートすることが多いようです。しかし、そのような薬剤選択は患者中心の医療からかけ離れてしまう可能性が高くなります。

　そのため薬剤選択について、エビデンス（根拠に基づいた医療）によるパスの作成が重要となります。エビデンスによるパス作成はバリアンスを少なくすることも期待できます。

パス作成におけるエビデンス実践のための5つのステップ（表1）

　手順としてはまずエビデンスを探す内容について診療上の問題点をあげ、患

表1 パス作成におけるエビデンス実践のための5つのステップ

ステップ1 質問の設定	問題の定式化；必要な情報についての疑問を回答可能なフォーマットに変える。
ステップ2 根拠の検索 （情報収集）	ステップ1の質問に答えるための最良のエビデンスを探す。
ステップ3 批判的吟味	得られたエビデンスを、妥当性、インパクト、応用性に関して批判的に吟味する。
ステップ4 パス項目の 変更・挿入	ステップ3で有用とされたエビデンスを特定の医療ケアへ導入する際、パスの項目をどのように見直すべきかを検討する。
ステップ5 評価	エビデンス導入による治療効果や患者QOLの改善等を評価し、パスのさらなる向上を目指す。

者、介入、比較、結果を定式化し、次にデータベースなどを用いて文献を検索し、その文献について批判的吟味を行い、パスに適合させるという流れになります。

　実際には予防的抗菌薬の選択、術前投与薬（アトロピンやヒドロキシジン等）や術前 H_2 受容体拮抗薬が嚥下性肺炎発生に及ぼす影響、術後疼痛予防薬、周術期の止血薬投与の有効性などについてエビデンス検索を行い、その妥当性を検討してパスに組み込んでいます。

パス作成におけるエビデンスの限界

　当院では作成したパスをパス承認部会でチェックしますが、チェック内容のうち、約3分の2が薬剤に関することでした。チェックされた薬剤の内訳は、抗菌薬が約3割と多く、続いて循環器用薬剤、輸液に関するものでした。

　パス作成にあたっては、上記のようにエビデンスに基づく薬剤選択を行っていくことが重要ですが、どのような状況や薬剤においてもエビデンスが存在するわけではありません。そのため、エビデンスが明確ではない点については、これまでの治療に基づく経験が重視されることもあるでしょう。

　慣習的な薬物療法については適正か否かを検討することが必要です。パス導

入前後における治療効果や有害事象を比較するといった後方視的データ確認は、比較的容易で検討しやすいものです。しかしながら後方視上の問題、すなわちパス適用群とパス非適用群が同一の背景であることが立証できないと、そのデータの信頼性は低く、改善につながらないこともあるでしょう。

その解決方法として、エビデンスがなければ自らエビデンスをつくっていく、すなわち前方視的に臨床試験を行い、院内エビデンスの構築を行う方法が考えられ、当院でも実際に行っています。

一例として、当院で取り組んだTAE（経カテーテル的肝動脈塞栓術）パスにおける抗菌薬の投与日数の検討について述べます。TAEパスでは術後感染防止のため、術当日を含め3日間抗菌薬（セファゾリン）の投与を行っていました。投与日数の短縮を図れないか検討し、エビデンスを探しましたが明確なものは見当たりませんでした。そのため、術当日のみ投与と術当日を含めた3日間投与の2群に分け、炎症マーカーおよび自覚症状について確認し、検討を行いました。その結果、両群間に有意な差はなく、術当日のみの投与で可能と考察されました。

エビデンスのないことについて院内でエビデンス構築を行えば、パスの適正化が図れますが、実際に行うことは容易ではありません。一般病院でこのようなエビデンス構築や臨床試験を行うにあたっては、日々の臨床の中で研究を行うため、患者からの同意に始まり、割付方法や症例数などから結論の有用性に問題が生じることが少なくないためです。

パスの見直し

業務を継続的に改善する手法としてPDCAサイクルがあります（図2）。PDCAとはPlan（計画）→Do（実行）→Check（評価）→Action（改善）の4段階の工程を指し、このサイクルを1周したらまた次のサイクルにつなげて継続的に業務を改善する考え方です。パスにおいてもPDCAを行うことにより、一度作成して終わってしまうのではなく、たゆまず改善することが望まれます。

おわりに

パス作成は多分に手間がかかりますが、これにより、医療の質の標準化、コストの見直しや削減など、多くのメリットが得られます。近年、導入が相次ぐ

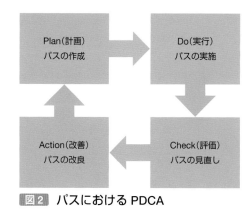

図2 パスにおける PDCA

フォーミュラリー（医療機関等において医学的妥当性や経済性等を踏まえて作成された、薬剤使用方針に基づく採用薬剤のリストと関連情報）にも通じるところが多いといえます。パスはひとたび作成しても、新たな薬剤の発売や新たなエビデンス、ガイドラインなどにより、最適な医療は日々刻々変化していくものであることから、常に見直しを図ることが必要です。そのため、各職種がその職能を発揮してパスの適正化に貢献することが重要です。

4 栄養士の立場から

NTT 東日本関東病院　栄養部　管理栄養士　**岡村郭美**

管理栄養士は、パスの作成から運用を通して、多職種と連携しながら患者の栄養ケアを行っていくことが重要です。本稿では、パス委員として、また管理栄養士としてのパスへの関わり方を紹介します。

はじめに

　パス作成には、医師と看護師を中心に多くの施設で多職種が関わっています[1]。パスの導入により、各専門職によって提供されていたサービスの量や質が明らかになり、情報の共有化ができるようになりました[2]。

　管理栄養士にとってパス導入のメリットは、適正で効率的に患者の栄養ケア、栄養教育を行うための標準化を目指したフローシートとなること、患者に栄養管理計画、栄養教育をパスに沿って説明しやすいこと、チーム医療におけるスタッフ間のコミュニケーション・ツールとなることなどがあげられます[3]。

管理栄養士の役割

❖ パス委員として

　当院のパス委員会のメンバーは、医師、看護師、薬剤師、臨床検査技師、診療放射線技師、管理栄養士、リハビリテーション科、医事課、診療情報管理士、医療情報技師、QI（医療の質指標）担当者で構成されています。

　パス委員会は月に１度開催され、管理栄養士も参加します。このとき、各診療科からパスの申請があれば審査に加わります。会議の議事録は月ごとに各職種で当番制となっており、管理栄養士もこのローテーションに入っています。

　当院のパス運用までの流れとして、新規パスもしくは変更の申請があればパス委員会で承認後、パスを申請した担当者は１カ月をめどにシステムに登録することになっています。もし、パスの審査があったときに議事録の書記担当であれば、パスを申請した担当者と最終確認を行うこと、システムに登録するまでの進捗確認、事務手続きを行うことが主な役割となっています。

表1 特別食加算（文献4より改変）

1食単位で1日3食を限度として算定可能。1食当たり76円。
加算対象となる特別食は、腎臓食、肝臓食、糖尿食、胃潰瘍食（流動食を除く）、貧血食、膵臓食、脂質異常症食、痛風食、てんかん食、フェニールケトン尿症食、楓糖尿症食、ホモシスチン尿症食、ガラクトース血症食および治療乳、無菌食、特別な場合の検査食。

❖ 管理栄養士として

当院の管理栄養士は各診療科で担当制をとっています。パス委員会に申請する前に多職種で確認しているので、この時点で確認をするのは各担当管理栄養士です。以下に、管理栄養士が確認することと役割について示します。

1. 栄養管理

①食事内容の確認

当院には200を超えるパスが存在し、食事内容も多様化しています。

管理栄養士は、パスに組み込まれている食種が適切か、食事開始の時期はいつか、絶食中の栄養補給方法は適切か、食上げのタイミングなどを確認します。食種については、特別食加算（表1）[4]の対象食種であれば、あらかじめパスに組み込んでおくことで算定のもれを防げます。

そのほか、嚥下食や流動食など、他職種に食事内容が十分に理解されていない食種や、施設によって名称や内容が異なる食種もあります。「この食事が何食も続くことは患者にとって苦痛ではないか」「この内容だと栄養量が不足するため、ほかに代用できるものはないか」など、管理栄養士が介入することで適切な栄養補給が可能になります。

②栄養評価

当院ではパス適用に関係なく、入院時に全患者に対して看護師が栄養スクリーニングを実施しています。そこで栄養介入の必要があると判断された患者は、管理栄養士が栄養アセスメントを行い必要な栄養ケアを行います（次ページ図1[5]・73ページ表2[6]）。また、入院時診療計画書で医師が栄養管理の必要性があると判断した場合も同様です。

当院では、1週間に1度、もしくは状態が変化したときに看護師が栄養スク

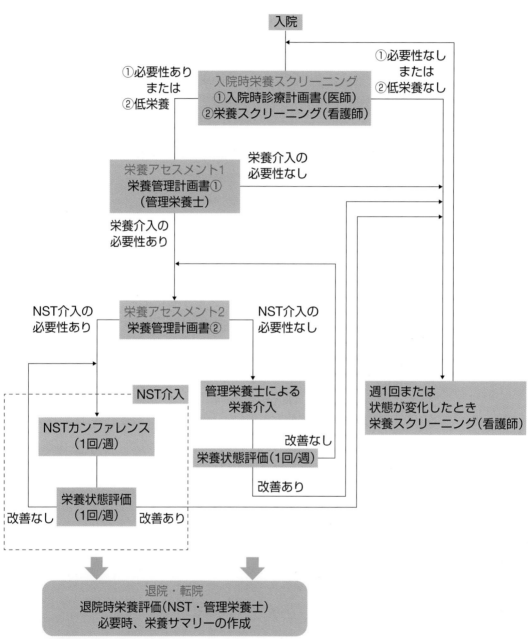

図1 栄養評価フローチャート[5]

表2 栄養教育・指導における栄養アセスメントの指標（文献6より改変）

アセスメントの種類	得られる情報	主な指標
1. 身体計測	・身体構成成分（体脂肪、骨格筋など） ・各組織における栄養の貯蔵状態	身長・体重 皮下脂肪厚 ウエスト周径囲 上腕囲、上腕筋囲、上腕筋面積
2. 生理・生化学検査	・各組織や臓器の栄養および生理機能の状態 ・病態の程度	間接熱量（安静時エネルギー消費量）、味覚 循環機能（血圧、心拍、心電図）、骨量、尿・血液検査
3. 臨床検査	・問診や観察から栄養状態を評価 ・栄養状態や栄養疾患に関する自他覚症状	主訴、現病歴、既往歴、治療歴、体重歴、家族歴、服薬、アレルギー 臨床症状の観察（肥満、るいそう、毛髪、爪、皮膚、顔貌、眼、口唇・舌、浮腫、四肢、無月経、下痢、便秘） 咀嚼・嚥下状況
4. 食事調整	・食品・栄養摂取状況 ・食習慣の状況 ・食に関するソーシャル・サポート	栄養摂取量、食品群別摂取量、食品摂取頻度、料理名、調理法 食事回数・時刻、外食・間食・飲酒・サプリメント摂取状況 家族構成、調理担当者、調理設備、支援者
5. 食行動 食意識	・食行動の特性（くせ・習慣・ずれ） ・食行動の受け止め方（認知）や考え方（思考） ・食生活に関する関心 ・心理的特性	食べ方、食事内容、食事リズム、代理摂食、体質に関する認識 健康保持のための食行動ができるかどうかの確信（自己効力感） 食行動変容ステージ 食知識、食事観
6. 食環境	・食物入手の状況 ・食生活関連情報の入手状況	食物の主な入手先（自作、スーパー、コンビニ、飲食店など） 食生活関連情報の入手先（家族、学校、職場、地域、マスメディア、インターネットなど）
7. その他の調査	・身体活動状況 ・喫煙状況 ・ストレス状況 ・日常生活動作 ・生活の質・人生の質	身体活動レベル、歩数、消費エネルギー量 喫煙本数、喫煙年数、ブリンクマン指数、ニコチン依存度 行動ステージ、ストレッサーへの対処法 ADL調査 QOL調査

第2章

パスを使うための現場の整え方

表3 栄養指導の加算要件（文献7より改変）

【入院栄養食事指導料1】
初回：260点
2回目：200点
初回にあっては概ね30分以上、2回目にあっては概ね20分以上、療養のため必要な栄養指導を行った場合に入院中2回を限度として算定する。ただし、1週間に1回に限りとする。

【外来栄養食事指導料】
初回：260点
2回目以降：200点
初回にあっては概ね30分以上、2回目以降にあっては概ね20分以上、療養のため必要な栄養の指導を行った場合に算定する。初回の月にあっては月2回に限り、その他の月にあっては月1回限り算定する。
〈対象となる特別食〉
腎臓食、肝臓食、糖尿食、胃潰瘍食、貧血食、膵臓食、脂質異常症食、痛風食、フェニールケトン尿症食、楓糖尿症食、ホモシスチン尿症食、ガラクトーシス血症食、治療乳、無菌食、小児食物アレルギー食、特別な場合の検査食（単なる流動食および軟食を除く）、てんかん食。
〈平成28年度の診療報酬改定で対象となった患者〉
がん患者、摂食機能又は嚥下機能が低下した患者、低栄養状態にある患者。

リーニングを行うことになっているので、その時点で管理栄養士は低栄養のリスク患者を抽出することができ、適宜介入しています。また、必要に応じてNST（栄養サポートチーム）にコンサルトを依頼します。NSTへのコンサルトはほかの職種、チームからも可能です。

2. 栄養指導

パス作成にあたり、栄養指導の有無とタイミングも確認しています。

患者の入院期間中に行う栄養指導は、入院中に2回（ただし1週間に1回）を限度として算定が可能ですが、他職種との関わりも考慮しながら設定します[3]。

平成28年度の診療報酬改定で対象疾患が拡大され、①がん患者、②摂食・嚥下機能が低下した患者（医師が硬さ、付着性、凝集性などに配慮した嚥下調整食）に相当する食事を要すると判断した患者、③低栄養状態にある患者（血中アルブミンが3.0 g/dL以下、あるいは医師が栄養管理により低栄養状態の改善を要すると判断した患者）が対象になりました（表3）[7]。したがって、これらの条件にあてはまる患者を対象とするパスには、栄養指導を導入しやすくなりました。

当院でも一部の抗がん剤治療導入時のパスに導入しました。短期入院で入院中の指導は1度ですが、その後外来での通院治療となりますが、必要があれば外来でもフォローしています。

がん患者は治療開始時に低栄養と評価されることも少なくないため、体重（とくに除脂肪体重）の維持、栄養バランスの維持が重要とされています[8]。治療を続けていく中でさまざまな副作用の症状が出現し、患者自身とその家族が食事で苦労する場合もあります。

栄養指導は管理栄養士のマンパワーの問題もあるため、施設によってはパスに導入することが容易ではないかもしれませんが、患者や他職種からのニーズなどを考慮し、チーム内での検討が必要です。

3. 記録

当院の管理栄養士の記録には、大きく分けて栄養管理計画書と栄養指導があります。栄養管理計画書はテンプレート化されていて、カルテ上に記載されるようになっています。

栄養指導の内容はSOAP形式で記録しています。栄養指導システムに指導内容を記入すると電子カルテに反映されるようになっています。栄養管理計画書と栄養指導の記録はパス画面から確認することが可能です。

アウトカム評価は看護師が行っている施設が多いと思います。当院も栄養に関するアウトカム評価は看護師が行っています。今後は栄養療法の有効性に関するエビデンスの集積が必要であり、管理栄養士は栄養管理の明確なアウトカムを設定し、それを目指した活動が求められています[9]。

おわりに

多くの施設で、パス作成・変更は医師、看護師が中心になって行っていますが、関係職種が関与することで患者満足度や医療の質の向上につながるパスとなります。また、パス委員会に申請する前に必要な部署が介入することで、申請が通りやすく、その後もスムーズに稼働することが可能となります。通常の業務を行いながら多職種が集まって話し合いの場を設けることは困難ですが、院内メール等を活用するなどしてコミュニケーションを図りながら情報共有をすることが必要です。

また、パス稼働後もただ記録するだけでは意味がありません。長浜ら[10]は、

管理栄養士がとらえたパスの現状において、記録による医療スタッフ間のコミュニケーションと情報の共有化が十分ではなく、栄養管理の実践に即したパス本来の活用が不十分であると報告しています。チーム医療を原則とするパスの中で、メディカルスタッフの記録を共有する方法を十分に検討する必要があります[11]。また、NST、摂食嚥下チーム、褥瘡チーム、緩和ケアチームなど多職種が協働するチームも増えており、これらチームの記録も同様です。藤本ら[12]は、チーム医療推進のため、電子カルテのすべてのチーム医療関連機能をパス画面から遂行できるようにし、それらの情報をパス画面に反映することで多職種間の情報共有を図るなどにより、パスの機能改善をしたと報告しています。

　パスを使用するうえで、栄養管理をしっかり行うことはバリアンス発生の予防と患者の QOL 向上に役立つとされ[13]、栄養管理の重要性は増しています。そのため管理栄養士は、パス作成からパス運用まで、多職種と連携をとりながら患者の栄養ケアを行っていくことが重要です。

◉引用・参考文献 ∙∙∙

 1) 舩田千秋. "クリニカルパスの作成". クリニカルパス概論―基礎から学ぶ教科書として. 日本クリニカルパス学会学術委員会監修. 東京, サイエンティスト社, 2015, 41-6.
 2) 杉山みち子. クリニカルパスと栄養士の役割. 臨床栄養. 98 (2), 2001, 149-56.
 3) 松崎政三. 管理栄養士業務とクリニカルパス. 日本クリニカルパス学会誌. 14 (2), 2012, 103-10.
 4) 厚生労働省. 入院時食事療養費に係る食事療養及び入院時生活療養費に係る生活療養の実施上の留意事項について. 平成 28 年 3 月 4 日保医発 0304 第 5 号.
 5) 日本病態栄養学会編. "栄養アセスメントと栄養ケアプラン". 病態栄養認定管理栄養士のための病態栄養ガイドブック. 改訂第 5 版. 東京, 南江堂, 2016, 65.
 6) 斉藤トシ子. "栄養教育のためのアセスメント". 栄養教育論. 改訂第 3 版. 丸山千寿子ほか編. 東京, 南江堂, 2013, 318p.
 7) 厚生労働省. 平成 30 年度診療報酬改定について.
    https://www.mhlw.go.jp/stf/seisakunitsuite/bunya/0000188411.html
 8) 外村修一. "栄養とがん生存者". がん病態栄養専門管理栄養士のためのがん栄養療法ガイドブック. 日本病態栄養学会編. 東京, メディカルレビュー社. 2015, 114-24.
 9) 伊藤明美ほか. 藤田保健衛生大学病院における臨床栄養活動とアウトカム評価. 臨床栄養. 24 (1), 2014, 34-9.
10) 長浜幸子ほか. クリニカルパスの利用状況と栄養管理・食事指導の記録法との関連について. 日本クリニカルパス学会誌. 19 (2), 2017, 101-6.

11) 舩田千秋. "クリニカルパスと記録". クリニカルパス概論─基礎から学ぶ教科書として. 日本クリニカルパス学会学術委員会監修. 東京, サイエンティスト社, 2015, 47-51.

12) 藤本俊一郎ほか. 医療チーム活動に注目した電子化クリティカルパスのチームカルテ機能. 日本医療マネジメント学会雑誌. 12 (2), 2011, 97-102.

13) 岡田晋吾ほか. 栄養管理とクリニカルパス. 臨床外科. 60 (5), 2005, 581-8.

第2章

パスを使うための現場の整え方

5 理学療法士の立場から

青森県立中央病院　リハビリテーション科　主査　理学療法士　**畠山涼子**

青森県立中央病院のリハビリテーション科では、入院患者に対して質の高いリハビリの提供を心がけ、積極的にパス活動を行っています。本稿では、電子パスへの移行がきっかけとなったリハビリテーション科とパスの関わりについて報告します。

はじめに

　　青森県立中央病院（以下、当院）は青森市にある高度急性期医療を提供する、病床数684床、診療科33の総合病院です。筆者が在籍しているリハビリテーション（以下、リハビリ）科は、理学療法士、作業療法士、言語聴覚士が合わせて40名おり、入院ベッドを所有するほとんどの診療科からリハビリ処方があります。

　　入院患者のリハビリは4つの専門グループ（運動器疾患、脳血管神経疾患、心臓大血管疾患、呼吸器・がん疾患）に分かれ、質の高いリハビリの提供を心がけています。質の高い医療の提供にはチーム医療が重要で、パスの活用が有効であることはいうまでもありません。リハビリ科においても、積極的にパス活動を行っています。

リハビリ科とパス

　　当院では2006年に電子カルテを導入し、それまで紙パス中心であったものが、徐々に電子パスへと移行していきました。リハビリ科が本格的にパスに関わり始めたのは、電子カルテ導入から3年が経過した2009年、整形外科のTHA（人工股関節置換術）パスを電子化したことがきっかけでした。当時のTHAパスは、医師や看護師が使用する紙パスと、リハビリ科が独自に作成した術後のプロトコルとがバラバラに存在しており、紙パスの中で多職種との情報共有はなされていませんでした。また、紙パスにはリハビリの具体的なアウトカムが設定されておらず、理学療法士間でリハビリの進め方に違いがありました。これらのことから、THAパスにリハビリアウトカムを設定し、情報共有を図っていくこととなりました。

　　当時の筆者はパスに関しては無知に近い状態でしたので、リハビリ科のパス

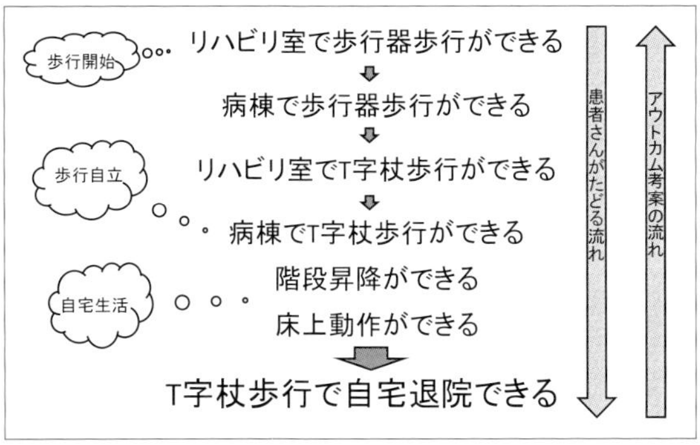
歩行開始
リハビリ室で歩行器歩行ができる
病棟で歩行器歩行ができる
歩行自立
リハビリ室でT字杖歩行ができる
病棟でT字杖歩行ができる
自宅生活
階段昇降ができる
床上動作ができる
T字杖歩行で自宅退院できる
患者さんがたどる流れ
アウトカム考案の流れ

図1 THAパス内のリハビリアウトカム

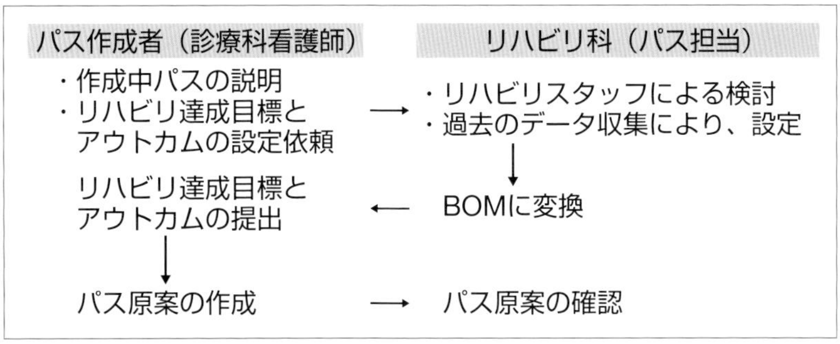
パス作成者（診療科看護師）
リハビリ科（パス担当）
・作成中パスの説明
・リハビリ達成目標とアウトカムの設定依頼
・リハビリスタッフによる検討
・過去のデータ収集により、設定
リハビリ達成目標とアウトカムの提出
BOMに変換
パス原案の作成
パス原案の確認

図2 リハビリアウトカムの設定手順

委員だった上司とともにパス作成に取り掛かり、主に歩行に関するアウトカムを設定しました（図1）。そのときは思いもしませんでしたが、今思うとアウトカム志向の考え方でパスを作成していました。こうして完成したTHAパスを使用するようになったことで、達成目標が明確になり、リハビリスタッフだけではなく医師や看護師も、リハビリの進行状況を把握できるようになりました。「予定日（アウトカム設定日）よりも早く歩けるようになっているから、リハビリは順調に進んでいますね」と、患者に声かけしやすくなったと看護師から聞きました。

THAパスの成功により、リハビリアウトカムを設定するパスは徐々に増え、現在236種類ある院内パスのうち38種類においてリハビリアウトカムを設定しています。パスへのリハビリアウトカムの設定手順は以下の通りです（図2）。

パスを作成している診療科の担当者（主に看護師）から、作成中のパスについて説明があり、リハビリ達成目標・アウトカムの設定依頼がきます。前述し

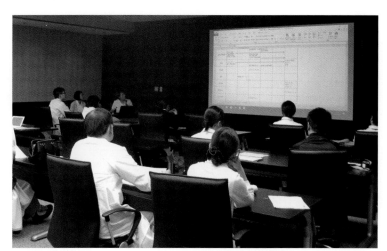

図3 院内パス・コーディネーター養成講座の様子

たように、リハビリ科は4つのグループに分かれて活動しているので、筆者だけでは把握できない疾患もあります。このようなときは、パス作成対象疾患を担当しているリハビリスタッフとともに、過去のデータを収集して、達成目標やリハビリアウトカムを考案します。

　当院ではBasic Outcome Master（BOM）を導入していますが、この段階ではBOMの用語にとらわれず、自由にあげてもらうことにしています。次に、筆者がBOMの中から適した用語を選択し、考案したリハビリ達成目標とアウトカムを診療科のパス作成看護師に提出します。その後、パスの中にリハビリ達成目標とアウトカムが組み込まれ、間違いがないか確認依頼がきます。

　当院ではパスに詳しい人を現場に増やす目的で、院内パス・コーディネーター養成講座を開設しています（図3）。診療科のパス作成者の多くは、この養成講座の修了生であり、筆者もそのうちの一人です。

　パス作成は決して簡単なものではなく、非常に多くの労力を必要とします。通常業務のほかに行うのですから、肉体的にも精神的にも疲労を感じます。しかし、ともに養成講座を受講した仲間からのパス作成依頼となると、「やる気」が出ます。当初は右も左もわからず、リハビリアウトカムのことだけを考えてパスを作成してきましたが、養成講座でパスへの理解を深めたことで、パス全体を見ることができるようになり、治療の流れや看護ケアについて再確認する

ことができました。また、パス作成を通して、他職種の業務を深く知ることにつながりました。

リハビリ記録とパス

リハビリ記録には、医師の診療録のように法的な規定はありませんが、日々の記録には実施日時、開始時間と終了時間、実施内容、実施者名を忘れずに記載する必要があり、また他職種から見ても理解可能な共通言語で記録する必要もあります。リハビリ科では2012年3月からリハビリ支援システムを導入しています。通常のリハビリ記録は支援システムから入力することで、実施日時、開始時間と終了時間、実施者名が自動的に記載されるので、紙カルテを使用していたときとは比べものにならないほど効率的になりました。

パスへの記録に関しては、THAパス作成時にリハビリスタッフも関与することになりました。通常のリハビリ記録とパスへの記録の両方となると、内容の重複や、業務量の増加により負担が増えることが懸念されたため、アウトカム評価とバリアンス入力のみを行うこととしました。パス使用患者については、通常のリハビリ記録は支援システムから行っており、それに加えて、パス内に設定したアウトカムの達成・未達成の評価、バリアンス発生時の記録を行っています。

パスを閲覧する方法として、電子カルテにはオーバービュー画面と日めくり画面が備わっています。オーバービュー画面では治療全体の経過を一覧で見ることができますが、リハビリ記録を参照することができません。一方、日めくり画面（次ページ図4）では1日分の内容を詳細に閲覧・把握できるとともに、評価・記録が行えます。そのため、リハビリスタッフはこの画面からアウトカム評価やバリアンス発生時の記録を行います。通常のリハビリ記録は情報共有欄にWEB参照のかたちで表示され、展開することで、リハビリ記録一覧を見ることができます（次ページ図5）。情報共有欄にはリハビリだけではなく、他職種の記録が記載・リンクされるので、まさに「情報共有」ができることになっています。

ところが、リハビリ記録一覧は時系列で表示されますが、どの記録が重要か区別されていないため優先度がわかりません。担当スタッフでさえ重要部分は記録の中から探す必要がありますから、当然他職種からも読みづらいものと

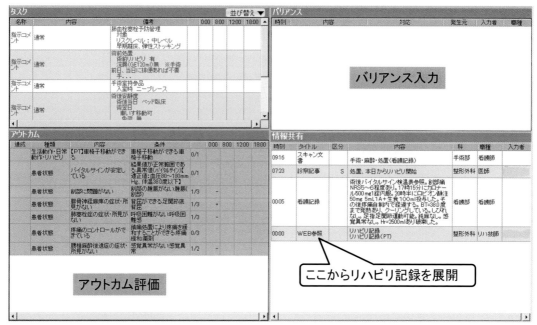

図4 日めくり画面の一部分

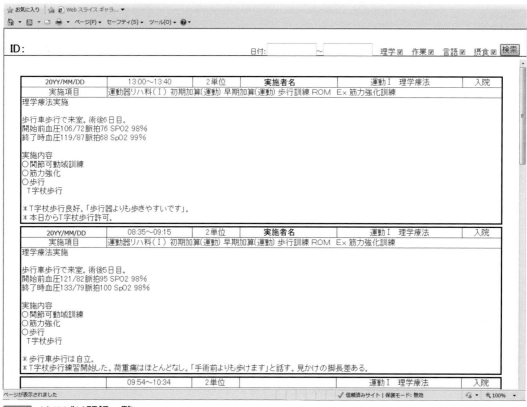

図5 リハビリ記録一覧

なっています。そのため、今後はすべての記録を閲覧しなくてもわかるように
工夫していく必要があると考えています。

おわりに

　当院におけるリハビリ科とパスの関わりについて報告しました。これまで、
順調にパスに関わることができていましたが、これが最善だとは思っていませ
ん。今後も、専門性を発揮しつつ、他職種と協働してパス活動を行い、医療の
質向上につなげていきたいと思います。

◉引用・参考文献
1）副島秀久. "クリニカルパスとチーム医療". クリニカルパス概論—基礎から学ぶ教科書
　　として. 日本クリニカルパス学会学術委員会監修. 東京, サイエンティスト社, 2015,
　　111-8.
2）神山智子ほか. パス専任ナースの役割—パスへの愛は人と人とをつなぐ—. 日本クリニ
　　カルパス学会誌. 21（3）, 2019, 181-5.
3）村木康子ほか. "クリニカルパスの使用と記録". 基礎から学ぶクリニカルパス実践テキ
　　スト. 日本クリニカルパス学会学術委員会監修. 東京, 医学書院, 2012, 43-64.

パス専任看護師の役割と展望

地方独立行政法人岡山市立総合医療センター　法人理事／岡山市立せのお病院　副院長　**小野まさ子**

パス専任看護師は、多職種チームのコーディネーターとして、チーム運営の要となる存在です。本稿では、岡山市立市民病院のパス委員会の変遷とともに、専任者配置の経緯やメリットを紹介します。

はじめに

　地方独立行政法人岡山市立総合医療センターは、2014年4月1日に公営企業の全部適用から地方独立行政法人への経営形態の移行に伴い設立され、急性期病院の役割を担う岡山市立市民病院（以下、本院。表1）と、地域医療の役割を担う岡山市立せのお病院（分院）の2つの病院を運営しています。本院の機能としては、①救急医療機能（岡山ERの構築）、②教育・人材育成機能、③災害医療機能、健康危機管理機能等、④地域医療ネットワーク確立への貢献があげられ、これらの機能を果たしていくために中期目標を掲げ、医療機能や経営基盤の強化に取り組んでいます。

　本院のパス委員会の変遷について3期に分け、また今後の展望を4期として説明します。

1期　パスの種まき期

　2011年3月に電子カルテが導入される以前のパスは紙カルテの運用で、適用基準や運用マニュアルはあるものの、作成は診療科の判断にゆだねられており、用語は統一されていませんでした。

　電子カルテ導入の際には、医師、看護師、メディカルスタッフで構成されて

表1 岡山市立市民病院の概要

1936年、公立病院として開設。2015年5月に新築移転
ベッド数：400床（ICU 6床、HCU 8床、結核病床7床、感染病床6床含む）
入院基本料7：1　病床稼働率：90%　平均在院日数：14.0日　1日平均入院患者数：359人　救急応需率：97.8%　重症度、医療・看護必要度：37.6%

（2019年8月現在）

いるパス委員会が中心となって移行作業を行い、2013年3月末には118種類のパスが登録されました。しかし、適用率は13.7%と全国的にみてもまだまだ低い状態でした。

2014年1月に日本クリニカルパス学会に入会し、電子カルテに「パス集計機能」「複数アセスメント対応機能」「バリアンスの自動発生機能」「日付追加時の必要時指示延長機能」が追加されました。それに伴い、パス委員会の活動が「とにかくパスをつくる」から「パスの適用率を上げる」へと変わって尽力した結果、2014年9月には適用率が34%に上昇しました。また、医療の質を改善するためには「バリアンス分析は必須だ」との合意がパス委員会で議決され、バリアンス分析が容易に行えるBasic Outcome Master（BOM）の導入を決定しました。

2期　パスの発芽期

看護部におけるパス委員の人選は、各病棟師長に一任しているため、異動に伴い委員が1年ごとに交代してしまうことや経験の浅い委員を選出することにより、知識や推進力が不足し、パス委員としての役割が十分に果たせないことがありました。「パス運営に継続的に関わり、必要な支援が提供できる体制を構築したい」と考えていたことと、病院長から「パス委員会の体制を強化し、パスを推進するように」と直接指示されたことなどから、2015年4月にパスを推進する看護部のリーダーとして、看護師長1名を兼務で任命しました。

同年8月からは統括副看護師長が各病棟より1名ずつ、同年9月からは筆者がパス委員として新たに加わりました。2015年度はパス委員会が中心となってBOMを活用したパスの見直しを行う予定でしたが、同年5月に新築移転したばかりで全職員が業務をこなすのが精一杯の状況だったこと、パス委員会の体制は強化できましたがBOMを活用したパスの見直しを推進していくための方策が定まらなかったことから、なかなか進みませんでした。

そこで、医師2名、看護師2名、診療情報管理士4名が中心となって開催していたパス委員会の事前勉強会（のちのパスコア会議）に同年9月に筆者も初めて参加し、委員会活動の今後の方針を明確化するため、提案や助言を行いました。出席者と協議した結果、①診療科ごとにパス適用数が多い上位3疾患の中から1疾患を選定してもらい、パスの見直しを行うよう提案する、②パス見

直しの支援体制を整備する、③パス使用マニュアルを作成する、④済生会熊本病院が開催しているパス大会に参加する、⑤隔月にパス大会を開催し、パスの見直しへの取り組みと成果についてパス大会で発表するように診療科を割り振る、⑥BOM の整備と登録を 2015 年度中に終える、⑦院外講師による講演会を企画するなどの方針を決定しました。

　以後、毎月の事前勉強会では単なるパス委員会の打ち合わせにとどまらず、パスを推進していくための課題や提案などを出席者同士で熱く協議できるようになり、何でも話し合える関係づくりや、同じ方向に進むために必要な団結力が深まったように感じています。

　2016 年 2 月に済生会熊本病院副院長の町田二郎氏を講師にお招きして研修会を開催したところ、191 名の参加があり、アンケートには「パスに興味を持つことができた」と前向きな回答が多く寄せられました。同年 3 月には第 1 回パス大会が開催され、CAG（冠動脈造影）パスについての発表が行われました。同年 9 月までに 3 回のパス大会を開催しましたが、開始当初は 6 割程度だったパスの認知度が、パス大会を繰り返すことで関心度が高くなり、認知度も有意に上昇していることがアンケート結果から明らかになりました。また、当初は職員のパスへの理解が 6 割程度だったものが、9 割がパスについて理解できると回答するまでになりました。

　同年 4 月から事前勉強会はパスコア会議として開催されることになり、従来のメンバーに医師 1 名が新たに加わりました。パスコア会議では、年度計画の素案づくりや研修会、パス大会の準備の進捗状況などを確認して、パス委員会が効率よく進行できるように準備して会議に臨むようにしました。

　パス作成支援チームは、医師、看護師、医療情報係の事務職員というメンバーで構成されています。各職種から担当者が 1 名ずつ輪番制をとりながら、同年 4 月より毎月第 2・第 4 水曜日の 17 時 30 分から、新規あるいは見直ししたパスを電子カルテに登録する支援を行いました（図 1）。2016 年度中の実施回数は 9 回で、15 種類のパス作成支援を行いました。これらの取り組みの結果、2017 年 3 月には新規パス 40 種類、既存パス 30 種類を作成、あるいは修正することができました。また、患者用パスの様式や挿入するイラストを統一し、新たに 44 種類の患者用パスが完成しました。

　パスを推進していくために重要なこととして、職員への教育があります。パ

開催：隔週水曜日
　　（現在は不定期）
指導者：パス開発支援担当
（医師3名、看護師2名、診療情報管理士2名、
　システム管理1名）
参加者：各科医師、担当科病棟看護師、
　　　　栄養士、理学療法士、薬剤師など

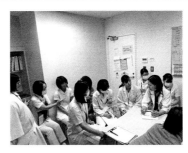

・BOMを使用した新規医療者用パスを作成、修正

・パス大会で発表する部署への支援

・患者用パス作成

図1　パス作成支援チームの活動内容

スに興味を持つ看護師が少しずつ増えてきたとはいえ、アウトカム評価やバリアンス記録がきちんと入力されているとはいえない状況でした。システム上の問題もあり、頻繁にバリアンスが生じると、「看護計画とアウトカムの評価を両方とも入力するのは面倒くさい」「同じ勤務の中で何度も同じバリアンスばかり出て、そのたびに入力するのは効率が悪い」などと、アウトカム評価やバリアンスに対して厄介なイメージを持ち、入力できていないまま記録を終わらせてしまう看護師がいました。そこで、アウトカム評価やバリアンスについて理解を深めて活用してもらえるよう、記録委員やパス委員が中心となり、病棟単位での研修やミニ冊子を作成するなどの工夫を凝らした指導を行いました。

　また、パスを推進するリーダーとして任命された看護師長が、アウトカム評価とバリアンス記録の入力状況を監査し、未評価がある部署の統括副看護師長にフィードバックおよび指導を行いました。電子カルテから入院患者別に、アウトカム評価とバリアンス記録の入力状況についての帳票が一覧表として出力できるように、システムの構築も行いました。各病棟へのフィードバックは1週間ごとに行い、修正ができたかどうかを確認するために、月初に前月のデータを再出力して監査を行っています。さらに、病棟ごとのアウトカム評価とバリアンス記録の入力状況を数値化し、パス委員会で報告するようにしました。

これらの取り組みを始めてから半年後には、アウトカム評価とバリアンス記録の未入力が激減し、3割の部署がアウトカム評価を100％行えるようになりました。

3期　パスの成長期

2017～2018年度の2年間で、旧パスからBOMを使用した新パスにすべて移行させ、新規作成のパスも含めると240種類のパスを登録することができました。

パス作成活動が活発になった半面、せっかく作成したパスがあるにもかかわらず、医師によってはパスを適用しない事例があることが、診療情報管理士の報告からわかりました。パス作成に関与していない医師は、そもそも存在を知らないというお粗末な状況だったのです。広報活動や周知方法に問題があるのではないかということから、①外来診察室にパス一覧表を配布、②入退院管理支援センターの事務職員にパス適用ができる権限を付与、③医師の入職時研修に「パスについて」の研修を盛り込むなどの取り組みを年間計画に追加しました。その結果、2016年度のパス適用率は36.3％でしたが、2018年度には44.7％にまで引き上げることができました。

パス大会は年に5回開催し、2019年度からそのうちの2回は公開パス大会としています（図2）。診療科や病棟に割り振ったパス大会での発表内容は、パス作成からバリアンス分析ができるまでになりました。

2017年度から、パスを推進する看護部のリーダーをパス開発支援担当者（以下、パス担当者）として、統括副看護師長を任命しました。パス運営に関する業務が兼務では対応できなくなったため、何とか人員を確保し、看護部所属として専任で業務を行っています。毎日の主な業務は、アウトカム評価とバリアンス記録の監査および指導ですが、パス大会や研修のための資料づくりや、診療情報管理士とパス大会で発表するためのデータ抽出を行うこともあります（表2）。

パス担当者を専任として配置するのは初めての試みでしたが、パスに関連する問題にチームの一員として丁寧に対応することで、医療の質改善に貢献することができるのではないかと考えました。また、任命されたパス担当者は今までパス委員としての活動は行っていましたが、活動範囲は限定され、病院全体

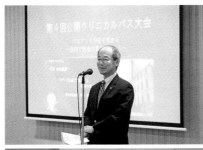
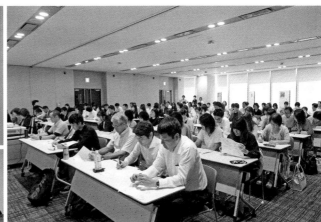
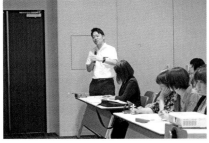

図2 公開パス大会の様子

表2 パス担当者の業務

①院内パス大会　年3回　準備・データ抽出・発表支援・相談
②公開パス大会　年2回　準備・講師依頼
③新規改定医療者用・患者用パスの相談・作成・監査・承認
④パス掲示　4階EVバックヤード
⑤アウトカム・バリアンス記載漏れの報告と修正作業、記載率の提示（毎日）
⑥新人・中途採用者・産育休明け・パス委員へパス研修計画、実施
⑦オールバリアンス方式→ゲートウェイ方式へシステム変更
⑧院外への広報　本院のホームページへ掲載
⑨MEDIS-DC（医療情報システム開発センター）へパス登録
⑩パス代行入力
⑪パスマニュアル作成（令和元年マニュアル見直し）
⑫学会・学術集会などに演題提出
⑬パスに関する勉強会・研修などに参加
⑭他施設開催の公開パス大会に参加　など

の組織を動かす機会はありませんでした。組織をマネジメントし、対人関係を構築しながらチーム医療を推進していく能力を身につけ、看護管理者として成長することを期待して配置を決定しました。

　パス委員会の活動が活発になるにつれ、パスコアメンバーの負担が増大してきたため、2019年4月にパス委員会を委員会主導から確立した部署として運営するように、組織体制の見直しを病院幹部に要請しました。その結果、パス委員会はクリニカルパス開発支援センターと名称を改め、入退院管理支援センターの中に位置づけることになりました。このことにより、パスコア会議とパス委員会は廃止となりました。クリニカルパス開発支援センターの構成員（以下、パス構成員）は、医師5名、看護師3名、薬剤師1名、診療放射線技師1名、臨床検査技師1名、事務員4名（うち、診療情報管理士3名）です。入退院管理支援センター内にあるベッドコントロール担当と連携し、入院日数の設定や退院日の予定を把握するなどの病床管理にも貢献できることが期待されています。

4期　目指せ！　パスの成熟期

　パス担当者を専任で配置したことで、院内のパスの管理や、各部門との調整などが以前よりスムーズに行えるようになりました。また、パスに関する相談や支援が的確に行えるようになり、解決までの時間が早くなったと感じています。パス構成員からは、「バリアンス分析を行う際に、安全や看護の視点で自分たちが見落としてしまうような意見を述べてくれる」「いろいろな部署や部門への橋渡しが素晴らしい」など、チームの一員として高く評価されるようになりました。

　このようにパスに関する看護部や病院の体制、マニュアルが整備され、役割が明確になったことで、パス構成員同士のチームワークがとりやすくなりました。これからは、多職種がそれぞれの専門的な知識を生かしながらパス分析を行い、Standardize→Do→Check→Action（SDCA）を回しながら、パスをブラッシュアップさせていくことが必要です（表3）。パス専任者は多職種チーム

表3 多職種が関わるパス分析

医師：パス作成、バリアンス分析、医療の標準化
看護師：パス作成、観察項目の洗い出し、バリアンス入力
薬剤師：使用薬剤の適正化の判断、抗菌薬・鎮痛薬使用の標準化
栄養士：栄養評価のスクリーニング、周術期栄養管理
リハビリ：術前評価を行ったリハビリの標準化、誤嚥性肺炎の早期嚥下訓練への介入、365日リハビリの実現
地域医療連携室：転院必要患者の早期洗い出し
医事課：原価計算、パスの妥当性、改善点の抽出
外来：入院前患者説明（検査・治療・中止薬）、説明の標準化

のコーディネーターとして、チームの運営の要となる存在です。これからも患者にとって、「安全で安心して治療が受けられる」という「患者中心の医療」の気持ちを忘れずに、多職種が協働しながら「one team」で質の高い医療を提供していきたいと考えています。

パス専任看護師の活用とパスの運用方法

小規模病院の強みを生かした 全職員参加型のパス運用

当院における記録の効率化を目指した パス作成・見直しの取り組み

医療法人社団誠弘会池袋病院　看護部長　**崎田一美**

小規模病院は看護職員が少なく、パスの運用に問題が生じることが多いようです。しかし、全職員が顔の見える関係だからこそ多職種協働が密になり、軌道に乗せることができると考えます。本稿では、記録の効率化を図った当院の取り組みを紹介します。

はじめに

　当院は、「科学的根拠にもとづく適切な医療を行うとともに、患者様の権利を尊重し、快適に病気を治す環境をつくります」という理念のもと、総合的視野に立った良質な医療を提供し、地域医療にさらなる貢献を果たすことを目指している地域の基幹病院です。急性期一般病棟52床、地域包括ケア病床8床、障害者施設等一般病棟16床の計76床と人工透析室40床のほか、透析クリニック2施設と連携しています。

　看護部では、「患者の皆様の生命・人格・人権を尊重し、確かな知識と技術に支えられた心豊かな看護を提供します」を理念とし、「患者さんに選んでいただける『心豊かな看護』」を目指しています。

看護記録の効率化を目指したパス作成・見直しのきっかけ

❖ パス作成・見直し前の状況

　日本看護協会の「看護記録に関する指針」[1]には、「看護記録は重要であるが、看護記録の作成に時間を要すると、看護実践に必要な時間を確保することが困難となる事態も生じかねない。各施設で記録の様式や略語を定めることで、看護記録の効率化を図ることができる。ただし、看護実践の一連の過程がわかるように記録することが基本である」と記載されています。

　当院では、看護計画については看護診断を用い、日々実践した看護についてはSOAP方式を用いて記録しています。そのため、看護実践の一連の過程がわ

かるような仕組みになっています。それに加え、診療報酬算定や施設基準に関することを記録するように構成されています。看護職員から、記録に関して「重複記録」「看護診断の選択」に負担があるなど多くの意見が上がっており、超過勤務の主な理由も記録の記載でした。そこで、その負担を軽減すべく、重症度、医療・看護必要度の根拠となる記録に関して一覧表（次ページ図1）を作成するなどの工夫を試みましたが、成果は得られませんでした。

パスは、整形外科、小児外科で作成されたものが5種類あります。パスの目的は、①チーム医療を推進する、②質の高い医療、看護ケアを計画的に提供する、③インフォームド・コンセントの充実を図る、④業務の明確化を図るとされています[2]。当院でもパスを活用することで記録の効率化を図りたいと検討してきましたが、職種間調整で問題が生じ、現在運用されているのは「単孔式内視鏡的鼠径ヘルニア根治術」のみとなっています。

筆者は、看護管理者として当院における記録のあり方を早急に見直し、「誰のための記録なのか。患者のためでもあるが、私たち看護職員のための看護記録であるようにしたい」と考えました。それによって、当院の看護の質に寄与できるのではないかと考えました。また、人的資源に恵まれない小規模病院であっても、記録の効率化を目指すにはどうすればいいのか模索していました。

そんな折、一般社団法人日本看護業務研究会（以下、JASNi）が主催する記録に関するセミナーに参加し、記録ツールマスター「Health Care books（HCbooks）」を利用したケア計画や日々の記録の効率化、パスの効果的な運用方法について学びました。これらを院内に取り入れるため、2018年10月から、記録に関する業務を改善することを目的とした支援をJASNiから受けています。

2018年4月から、4回シリーズで「看護記録について正しく理解する」をアウトカムに、全職員対象の記録に関する院内研修を開催しました。その結果、看護職員以外の職種（理学療法士、臨床工学技士、医師、MSW、事務職員）から、「看護記録の大切さを再認識した」「各職種が実践したことを記録に残す必要性を感じた」との意見が聞かれました。院内全体が記録の重要性を再認識したこの段階でパスを作成し見直せば、記録の効率化が図られ、ケアの質の向上につなげられると考えました。

平成28年度診療報酬　一般病棟用　重症度、医療・看護必要度

ID　　　　氏名(カタカナ)　　　　年齢

評価日　　年　　月　　日　　時　　分　　　　性別　　M・F

Aモニタリング及び処置等	0点	1点	2点	評価の根拠
1. 創傷処置	なし	あり		B
2. 呼吸ケア	なし	あり		A、人工呼吸器チェックリスト
3. 点滴ライン同時3本以上	なし	あり		D、B
4. 心電図モニターの管理	なし	あり		モニター記録、B
5. シリンジポンプの管理	なし	あり		シリンジポンプチェックリスト
6. 輸血や血液製剤の管理	なし	あり		血液製剤使用専用フローシート
7. 専門的な治療・処置	なし		あり	
①抗悪性腫瘍剤の使用(注射剤のみ)				D、A、B、抗悪性剤使用専用フローシート
②抗悪性腫瘍剤の内服管理				D、A、B、抗悪性剤使用専用フローシート
③麻薬の使用(注射剤のみ)				D、A、C
④麻薬の内服・貼付・座薬の管理				D、A、C、
⑤放射線治療				
⑥免疫抑制剤の使用				D、A、C、
⑦昇圧剤の使用(注射剤のみ)				D、B
⑧抗不整脈の使用(注射剤のみ)				D、B
⑨抗血栓塞栓薬の持続点滴の使用				D、C
⑩ドレーン管理				A、B、C、重症シート
⑪無菌治療室での治療	なし		あり	
8.救急搬送(搬送日より2日間)	なし		あり	NS
A フローシート	B プロブレスノート	NS 看護メモ・看護指示表	D 医師記録・処方箋等	A項目得点

B　患者の状況等	0点	1点	評価の根拠	2点	評価の根拠
9. 寝返り	できる	何かにつかまればできる	□何かにつかまれば一人で寝返りができる。 □看護師等が事前に環境を整えておくことによって一人で寝返りができる。	できない	□寝返りに何らかの介助が必要。 □介助を看護師等が行っている。
10. 移乗	できる	見守り一部介助が必要	□事故等がないように見守っている。 □他者が手を添える、体幹を支える等の一部介助を行っている。 □ストレッチャーへ移乗の際、患者が自力で移動できる場合看護師が危険の無いように付き添っている。 □車椅子への移乗の際、立つ、むきを変える、数歩歩く等にたいして、患者自身も行い看護師等が介助をおこなっている。	できない	□医師の指示により、自力の移乗が制限されている。 □自力では移乗が全くできないため、他者が抱える、運ぶ等の全面的な介助が行われている。 □患者が自分では動けず、イージースライダー等の移乗用具を使用している。
11. 口腔清潔	できる	できない	□口腔清潔に関する一連の行為のうち部分的、あるいはすべてに介助がおこなわれている。		
12. 食事摂取	介助なし	一部介助	□必要に応じて食事摂取の行為の一部を介助する。 □小さく切る、ほぐす、皮をむく、魚の骨をとる、蓋をはずす等 □看護師等がパンの袋切り、食事の温め、果物の皮むき、卵の殻むき等を行っている。	全介助	□自分では全く食べることができず全面的に介助をしている。 □食事開始から修了までにすべて介助している。 □経管栄養の場合全面的に看護師等が行っている。
13. 衣服の着脱	介助なし	一部介助	□衣服の着脱に一部介助が行われている。 □看護師が介助していないが、転倒の防止の為に見守りや指示が行われている。	全介助	□衣服の着脱の行為がすべて介助で行われている。 □患者が腕を上げる、足を上げる、腰を上げる等の行為を行っても着脱行為を患者が行わず、看護師がすべて介助している。
14..診療・療養上の指示が通じる	はい	いいえ	□診療・治療上の指示に対して、指示通りでない行動が1回でもみられ、かつ記録にある。 □医師の話を理解したようにみえても、意識障害により指示を理解できない。 □自分なりの解釈を行い、診療上の指示から外れた行動をする。	□少しでも反応があやふやであったり、何回も同様のことを言って来たり、看護師の指示と違う行動をする。 ＊留意点：精神科領域・意識障害等の有無等、背景摂関は問わない。	
15.危険行為	ない		□過去一週間以内に危険行為がなかった。	ある	□治療・検査中のﾁｭｰﾌﾞ類・点滴ルート等の自己抜去 □転落・転倒、自傷行為 □そのまま放置すれば危険行為に至ると判断する行動
					B項目得点

C手術等の医学的状況	0点		1点	
16.開頭の手術(7日間)	なし		あり	＊看護記録
17.開胸の手術(7日間)	なし		あり	＊看護記録
18.開腹の手術(5日間)	なし		あり	＊看護記録
19.骨の手術(5日間)	なし		あり	＊看護記録
20.胸腔鏡・腹腔鏡手術(3日間)	なし		あり	＊看護記録
21.全身麻酔・脊椎麻酔の手術(2日間)	なし		あり	＊看護記録
22.救命等に係る内科的治療(2日間)	なし		あり	＊看護記録
				C項目得点

評価者氏名

平成28年度診療報酬　一般病棟用　重症度、医療・看護必要度

ID　　　　氏名(カタカナ)　　　　年齢

性別　　M・F

Aモニタリング及び処置等	A項目の評価の根拠(根拠となる看護記録)
1. 創傷処置	□プロブレスノート(B)
2. 呼吸ケア	□酸素吸入　ℓ/分　時　分～　時　分　□人工呼吸器チェックリスト　□フローシート(A)
3. 点滴ライン同時3本以上	□フローシート(A)
4. 心電図モニターの管理	□プロブレスノート(B)
5. シリンジポンプの管理	□シリンジポンプチェックリスト
6. 輸血や血液製剤の管理	□輸血製剤使用専用フローシート
7. 専門的な治療・処置	
①抗悪性腫瘍剤の使用(注射剤のみ)	□抗悪性剤使用専用フローシート、□プロブレスノート(B)、□フローシート(A)
②抗悪性腫瘍剤の内服管理	□抗悪性剤使用専用フローシート、□プロブレスノート(B)、□フローシート(A)
③麻薬の使用(注射剤のみ)	□麻(　　)　□フローシート(A)
④麻薬の内服・貼付・座薬の管理	□麻(　　)　□フローシート(A)
⑤放射線治療	
⑥免疫抑制剤の使用	□副作用　□プロブレスノート(B)
⑦昇圧剤の使用(注射剤のみ)	□(　　　)を使用中　□看護メモ(Ns)　□フローシート(A)
⑧抗不整脈の使用(注射剤のみ)	□(　　　)を使用中　□フローシート(A)
⑨抗血栓塞栓薬の持続点滴の使用	□(　　　)を使用中　□フローシート(A)
⑩ドレーン管理	□(　　)ドレーン(　　　)部位に挿入中、□フローシート(A)、□重症シート □　　時　　分　～　　時　　分
⑪無菌治療室での治療	
8.救急搬送(搬送日より2日間)	□NS
	A項目得点

B患者の状況等	B項目の評価の根拠(根拠となる看護記録)	評価者
9. 寝返り		
10. 移乗		
11. 口腔清潔		
12. 食事摂取		
13. 衣服の着脱		
14.診療・療養上の指示が通じる		
15.危険行為		
	B項目得点	

C手術等の医学的状況	(根拠となる看護記録)	評価者
16.開頭の手術(7日間)		
17.開胸の手術(7日間)		
18.開腹の手術(5日間)		
19.骨の手術(5日間)		
20.胸腔鏡・腹腔鏡手術(3日間)		
21.全身麻酔・脊椎麻酔の手術(2日間)		
22.救命等に係る内科的治療(2日間)		
	C項目得点	

評価日　　年　　月　　日　　時　　分　　　　最終評価者氏名

図1　重症度、医療・看護必要度一覧表（一般病棟用）

❖ パス作成・見直し作業

1. 委員の選出

当院は小規模病院であり、看護職員が少なく、日々の看護実践と法令で決められている委員会メンバーの役割遂行を何とか工面しながら実施しています。記録委員会やパス委員会等の委員会の運営は不可能といわざるを得ない状況です。

小規模病院の運営は厳しく、看護管理室に直接看護実践をしない看護師を何人も配置することは困難です。現状では、看護管理室は看護部長１名で日々の管理業務を実践しています。2018年に取り組みを開始するまでは、記録委員会

やパス委員会は存在していましたが、稼働していない状況でした。

　そこで、パス作成・見直しをするにあたり、記録委員会を再編しました。委員の役割は、①自ら看護記録の院外学習や院内の看護記録の見直しに参加し、自らの考えをきちんと述べられる、②記録委員として病院職員に業務改善支援を受けた内容を伝達できる、③業務改善支援を受けて出た課題に期限内に取り組めるとしました。委員に期待することは、①多職種とのコミュニケーションを円滑にとれる、②医師への提言ができる、③看護部のビジョンが理解できるとしました。

　委員の条件は、①看護記録に興味がある、②他施設で記録委員の経験がある、③学習することに対して労力を惜しまない、④当分の間、退職や長期休暇予定のない者としました。その結果、主任1名、各部署から各1名の計4名の委員を選出しました。

2. 小児外科パスの見直し

　既存の乳児期後期～幼児期前期の患児対象の「単孔式内視鏡的鼠径ヘルニア根治術」パス（次ページ図2・97ページ図3）を見直しました。

　目標が看護師視点であり、医療処置に抗菌薬が明記されていなかったため、患者視点の目標に変更し、抗菌薬を明記しました（98ページ図4）。抗菌薬の投与量については、第三者評価機関から「投与量の記載が必要」と指導がありましたが、小児の場合、体重によって薬剤投与量が大きく変化するため、あえてパスには投与量を明記せず、注射処方箋の指示で投薬するようにしました。

3. 転倒・転落パスの作成

　当院の入院患者に多い疾患は、1位が誤嚥性肺炎、2位が15歳以上の鼠径ヘルニア、3位が脳梗塞です。入院患者の約70%は70歳以上であり、「入院時の転倒・転落リスクチェック」では約65%の患者がリスク状態です。そこで、疾患、症状、処置別のパスを作成するのではなく、入院中に最もケアを要する「転倒・転落」に焦点を当てたパスを作成することにしました。

Step1　項目の洗い出し

　転倒・転落に関する文献検索のほかに、院内の全職員から情報を得ることにしました。これは、転倒・転落予防には多職種協働が必須であり、パスの目的の①チーム医療を推進することから、全職員参加型のパス作成が当院には適していると考えたからです。

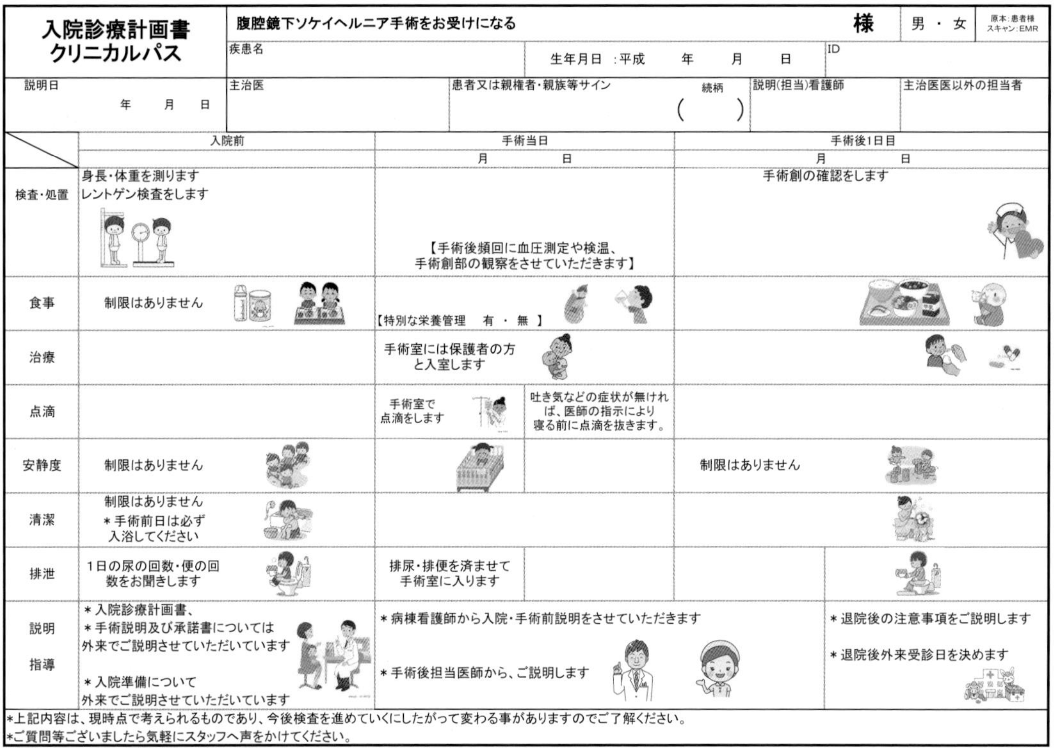

入院診療計画書 クリニカルパス	腹腔鏡下ソケイヘルニア手術をお受けになる			様	男・女	原本：患者様 スキャン：EMR
	疾患名		生年月日 ：平成　年　月　日		ID	
説明日　　年　月　日	主治医	患者又は親権者・親族等サイン	続柄（　　）	説明（担当）看護師	主治医以外の担当者	

	入院前	手術当日　月　日	手術後1日目　月　日
検査・処置	身長・体重を測ります レントゲン検査をします	【手術後頻回に血圧測定や検温、手術創部の観察をさせていただきます】	手術創の確認をします
食事	制限はありません	【特別な栄養管理　有・無　】	
治療		手術室には保護者の方と入室します	
点滴		手術室で点滴をします／吐き気などの症状が無ければ、医師の指示により寝る前に点滴を抜きます。	
安静度	制限はありません		制限はありません
清潔	制限はありません ＊手術前日は必ず入浴してください		
排泄	1日の尿の回数・便の回数をお聞きします	排尿・排便を済ませて手術室に入ります	
説明 指導	＊入院診療計画書、 ＊手術説明及び承諾書については外来でご説明させていただいています ＊入院準備について外来でご説明させていただいています	＊病棟看護師から入院・手術前説明をさせていただきます ＊手術後担当医師から、ご説明します	＊退院後の注意事項をご説明します ＊退院後外来受診日を決めます

＊上記内容は、現時点で考えられるものであり、今後検査を進めていくにしたがって変わる事がありますのでご了解ください。
＊ご質問等ございましたら気軽にスタッフへ声をかけてください。

図2 単孔式内視鏡的鼠径ヘルニア根治術パス（患者用）

情報収集の方法は以下としました。

①各職種別に付箋を配布し、転倒・転落に関する項目（観察・ケア介入項目）を自由に記載してもらう。

②観察項目は赤色、ケア介入項目は黒色で記載する（98ページ図5）。

③記載したものは模造紙に貼り、職員食堂の掲示板に掲示する（99ページ図6）。

Step2　項目の検討

得られた情報をカテゴリー別に分け、用語集などの文献と丁寧に照らし合わせて項目を選定しました。

Step3　時間軸と項目との関連性の検討

第三者評価機関から「転倒・転落のアセスメントについて入院時はできているが、リスク状態の患者の3日目・7日目のアセスメントができていない」との指摘がありました。そこで、定時にアセスメントを行う日をパスに記載する

図3 単孔式内視鏡的鼠径ヘルニア根治術パス（医療者用、修正前）

項目	入院日（入院前）	手術前	手術室入室から手術開始まで	手術中	手術終了から退室まで	手術後	手術後1日目：退院
達成目標	感染症を起こさない。入院・手術について理解できる。転落・転倒をおこさない。	不安が最小限で手術を受けることができる。	異常なく麻酔が導入できる。	手術が問題なく実施される。体温が適正に維持される。安定した循環が維持できる。安定した呼吸が維持できる。	麻酔覚醒ができる。手術侵襲が安定し退出できる。	全身麻酔の合併症を起こさない。感染徴候がみられない。術後の創部痛のコントロールができる。快適な睡眠をとることができる。転落・転倒を起こさない。	転落・転倒を起こさない。退院指導を受ける事ができる。不安なく退院することができる。
治療・処置	□持参薬：有・無（　）□ネームバンド(足)	□手術室入室時間　時　分	全身麻酔導入 □挿管 挿管チューブ Fr cm固定 □入室後末梢確保(部位) (ジェルコ・サーフロー G)	□特殊薬使用 無 有(　)	□覚醒時の呼吸状態 安定/不安定 □酸素マスク有無 無・有(ℓ/分) □口腔内分泌物の確認 □輸液量(ml) □尿量(ml) □出血量(ml) □アンビバッグ(mg)(時 分)	□輸液(　)(ml/H) □手術後 末梢抜去(時 分)(排尿/飲水・嘔気、嘔吐の有無を確認後 主治医の指示により) □疼痛時(　)(mg) 6時間以上あけて追加可 1回目(時 分) 2回目(時 分) □創部の観察	□回診時 創部の観察
検査	□身長・体重 身長(cm) 体重(kg)						
食事・水分	□食事内容の確認 □アレルギーの確認	□禁飲食の確認 最終食事時間　時　分 最終飲水時間　時　分			□覚醒良好(時 分)飲水可 □飲水30分嘔吐がなければ 夕食(プリン・ヨーグルト・ゼリーいずれか)		□術後問題なければ朝食可 □10時おやつ
安静度	□病室内フリー	□病室内フリー				□ベッド上安静(個室内トイレ歩行可) □完全覚醒後病室内フリー	□病室内フリー
清潔	□シャワー浴					□シャワー浴(　)	□シャワー浴(　)
排泄	□最終排便確認	□最終排尿時間　時　分		□尿量(ml)	□初回排尿(時 分) □導尿		□手術後排尿回数 □排便の確認
呼吸循環体温		□入院時バイタル測定 血圧 / mmHg 脈拍:整・不整 回/分 体温(直腸・腋下・口腔) ℃	□バイタル測定 血圧 / mmHg 脈拍:整・不整 回/分 体温(直腸・腋下・口腔) ℃ ／ □患児の表情・言動・顔色 □モニター装着 観察 □心電図モニター □自動血圧計 □SpO2モニター □体温モニター □角膜保護(有・無) □保温の確認 □ウォームタッチ □バスタオル	□出血量測定・報告 □吸引量測定・報告	□四肢冷感の確認 無・有(　) □嘔気・嘔吐の確認 無・有 □バイタルサインの確認 血圧 / mmHg 脈拍:整・不整(回/分) 呼吸(SpO2) %(ℓマスク) 体温(直腸・腋下・口腔) ℃	□帰室直後バイタル測定 血圧 / mmHg 呼吸(SpO2) 回/分 体温(直腸・腋下・口腔) ℃ □術後1時間後 血圧 / mmHg 脈拍:整・不整(回/分) 呼吸(SpO2) %(ℓマスク) 体温(直腸・腋下・口腔)	□朝バイタル測定 脈拍:整・不整(回/分) 呼吸(SpO2) %(ℓマスク) 体温(直腸・腋下・口腔) ℃
看護観察	□感染症状 無・有 発熱 嘔吐 下痢 □感冒症状 無・有 発熱 咳嗽 鼻汁 □流行性疾患との接触 無・有(　) □ベッド柵の確認	□感染症状 無・有 発熱 嘔吐 下痢 □感冒症状 無・有 発熱 咳嗽 鼻汁 □ベッド柵の確認	□その他(　) □良肢位の確保・固定 □電気メスの接続・確認 □対極板貼付(部位) □腹部緊縛固定 □吸引接続・圧の確認 □患児名・術式声代確認 □主治医 麻酔医 看護師		□病名・術式の確認 □創部固定の確認 □固定の確認 □圧迫 無・有(部位) □皮膚トラブル 無・有(部位) □末梢確保部位の刺入部・接続の確認 □帰室後の輸液量の確認 輸液(　)(ml/H) □返却物品の整理 □その他(　)	□全身麻酔合併症 呼吸器症状 無・有(　) 消化器症状 無・有(　) 四肢冷感 無・有(　) □創部 出血 無・有(　) 浸出液 無・有(　) □皮膚観察 □ベッド柵の確認 □安静や配事の継続	□全身麻酔合併症 呼吸器症状 無・有(　) 消化器症状 無・有(　) 四肢冷感 無・有(　) □創部 出血 無・有(　) 浸出液 無・有(　) □皮膚観察 □ベッド柵の確認 □安静や配事の継続
看護記録備考	□EMR入力	□手術室入室時間　時　分					
教育指導	□入院オリエンテーション □手術IC □入院診療計画書説明 □全身麻酔説明 □経口摂取についての説明 □転倒・転落についての説明 □サークルベッド使用注意説明 □栄養アセスメント □転倒・転落アセスメント	□手術室入室時間　時　分 □手術承諾書 □術後覚醒 □オムツ □ネームバンド(足) □フェンタネスト(A) □手術室患者確認 □ネームバンド(足) □患児氏名・生年月日		術式(　) 手術時間(　) 術者(　) 麻酔医(　) 直接介助看護師(　)		□経口摂取制限についての説明 □初回採尿確認の説明 □全身麻酔動作についての説明 □安静度の説明 □末梢確保・看護師の訪室について説明 □サークルベッドについて説明 □ナースコールについて説明	□創部の清潔保持について説明 □次回外来受診日について説明 □退院処方 無・有 有る場合は薬剤師から指導 □医師から退院指導
バリアンス	□無 有(　)	□無 有(　)	□無 有(　)	□無 有(　)	□無 有(　)	□無 有(　)	□無 有(　)
サイン	外来看護師	病棟看護師	間接介助看護師			病棟看護師	病棟看護師

ことにしました。現在、2020年1月の運用開始を目標に検討していますが、使用しながら「追加・修正」していくことが必須だと考えています。

将来のビジョン

　前述したように、2018年10月からJASNiの業務改善支援を受けて、看護職・多職種（理学療法士、臨床工学技士、医師、診療情報管理士、医師事務作業補助者、MSW、事務職員）が記録の重要性を再認識することができました。そして、この段階で多職種と協働してパスを作成し見直せば、記録の効率化が図られ、ケアの質の向上につなげられると考えました。

　現段階では具体的な結果を出すことはできていませんが、病院職員の記録に対する意識が同じ方向に向いたことを実感しています。これは、職員数が少なく全職員が顔の見える関係である小規模病院の強みであると考えます。今後の

小児外科短期滞在手術入院用（ ソケイヘルニア ・ 停留精巣 ）　患者ID　　　氏名　　　　　　　　生年月日 H　　年　　月　　日　　歳　　ヶ月 体重　　　kg

主治医		手術室 担当看護師	病棟 担当看護師	病棟 担当薬剤師	担当 管理栄養士	身長　　　cm

年/月/日	入院日	年　　月　　日　曜日				年　　月　　日
入院/術後	入院日	手術前	手術室入室から手術開始まで	手術中	手術終了から退室まで	手術後
						手術後1日目/退院

達成目標
- 感染症を起こさない。 達成・未達成
- 入院・手術について理解できる。 達成・未達成
- 転倒・転倒をおこさない。 達成・未達成

手術前：不安が最小限で手術を受けることができる。 達成・未達成
手術室入室から手術開始まで：異常なく麻酔が導入できる。 達成・未達成
手術中：手術が問題なく実施される。安定した組織環境が維持される。安定した呼吸が維持できる。 達成・未達成
手術終了から退室まで：麻酔覚醒できる。手術後状態安定し退出できる。 達成・未達成
手術後：全身麻酔の合併症を起こさない。達成・未達成 感染徴候がみられない。達成・未達成 術後の創部痛のコントロールができる。達成・未達成 快適な睡眠をとることができる。達成・未達成 転倒・転倒を起こさない。達成・未達成
手術後1日目/退院：転倒・転倒を起こさない。達成・未達成 退院指導を受ける事ができる。達成・未達成 不安なく退院することができる。達成・未達成

（以下、各列の治療・処置、検査、食事・水分、安静度、清潔、排泄、呼吸循環体温、看護観察、看護記録備考、教育指導、バリアンス、サインの詳細記入欄が続く大型の臨床パス表）

図4 単孔式内視鏡的鼠径ヘルニア根治術パス（医療者用、修正後）

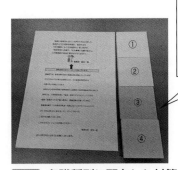

① （黄色）：理学療法士・メディカルスタッフ
② （緑）：介護福祉士
③ （青）：事務職員
④ （ピンク）：看護職員

図5 各職種別に配布した付箋

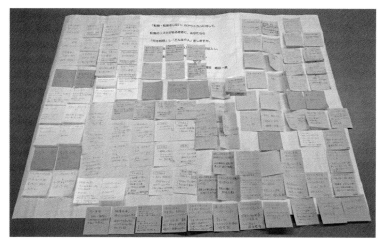

図6 付箋を貼った模造紙

課題は職員の確保・定着に注力し、記録委員の活動に十分な時間の確保ができる体制を整えることだと考えています。

　筆者が考える将来のビジョンは以下の通りです。

　5年後にHCbooksを導入して、地域を巻き込んだ記録システムにしていきたいと考えています。5年を設定している理由は、当院のような小規模病院には専従の教育担当や記録委員を看護部に配置することが困難だからです。そのため、ほかの大規模病院では1年で導入できることも3年の時間を要すると考えます。したがって、具体的な目標は、3年で院内の記録の基礎をきちんと構築する、3年目から地域への情報提供を同時進行で行う、そして5年後には地域を巻き込んだ記録を導入できるようにすることです。地域の医療施設が同じ視点、同じ用語で記録をしていれば、訪問看護や他施設への転院サマリーも簡素化できると考えます。地域包括システムの中で運用できることが当院の看護職員の記録の負担軽減につながると考えています。

　また、当院に多い疾患や症状別のパスの運用が軌道に乗り、看護記録に費やす時間の短縮ができれば、私たち看護職員がいちばん大事に考えている「患者のベッドサイドに行く時間の確保」ができると考えます。これは看護ケアの充実につながり、看護職員の満足度や達成感につながると考えます。そして、看護記録の基礎的な知識や法的な位置づけを看護職員全員が理解したうえで記録ができていることです。これらのことが達成できれば、記録に対しての「やら

され感」「書かされ感」がなくなるのではないかと期待しています。そして、看護職員が患者に実践した看護の証しであると誇りを持って記録をすることができればいいと考えています。

　筆者はいつの日か、当院の看護職員が「看護っていいよ」「看護って素晴らしい仕事だよ」「看護師になってよかった」と心から感じながら看護ができる病院になることを願っています。それらが、生涯この地域で暮らす住民のみなさんや看護ケアを受ける患者の安心・安全、そして幸せにつながると考えています。

◉引用・参考文献
1) 看護記録に関する指針. 公益社団法人日本看護協会. 2018. https://www.nurse.or.jp/home/publication/pdf/guideline/nursing_record.pdf
2) 日本クリニカル学会学術委員会監修. 基礎から学ぶクリニカルパス実践テキスト. 東京, 医学書院, 2012, 132p.

委員会活動の活性方法

1 パス委員会の活性方法

総合病院国保旭中央病院　看護局　医療情報室　看護師長　**年光康雄**

当院では2000年にパスを初めて導入しました。現在までパスを推進していくうえで欠かせないと実感してきたことは、多職種で組織的に活動を進めることと、やりがいを持って仲間とともに活動できるということです。本稿では、これまで当院が取り組んできた活動の一部を紹介します。

全国的なパスの現状

パスが日本の医療に貢献したこととして、インフォームド・コンセントの充実、医療の標準化、チーム医療の推進が主にあげられています。

日本でのパス導入は、1996年済生会熊本病院でインフォームド・コンセントを主目的とした患者用パスからスタートしました。以来、さまざまな試行錯誤を経て徐々にパスの改定やフォーマットの検討が進められてきました[1]。

日本クリニカルパス学会の2018年度のアンケート（対象1,305施設）の調査結果（有効回答559）によると、全退院患者に対するパスの使用割合は平均41.6％であり、2017年度と比較して0.2ポイント増加しています[2]。また、病院完結型から地域完結型の医療提供体制に変化する中で、現在パスは施設内にとどまらず、地域と連携して積極的に活用されています。これは、パスの目的および有効性が理解され、効果的にパスが使用されている証しといえるでしょう。

しかし、パスを効果的に運用するためには、最初に作成した計画の見直しを図る改善のプロセスであるPDCAサイクル、現場における標準の維持定着を通して質保証を促すSDCAサイクルを回す必要があります。この作業には多職種がそれぞれの専門性を発揮し、臨床の現場で何度も議論を重ね、お互いの考え方の微妙な差を縮め、標準をいかに推進することができるか[3]が重要であり、施設内にその風土が根づいていくことが大切になってきます。

パス委員会の構成とチーム活動

パスを導入していても、パス委員会が必ず存在するという施設ばかりではありません。しかし、パスは多職種による標準治療計画であり、施設内を横断的に活動する組織としてパス活動を進めることが、質の維持・向上につながりま

す。これは施設内にパスの風土を根づかせていくとともに、推進する医療スタッフのモチベーションを向上させるきっかけにもなっていきます。

　当院のパス委員会は、中央パス委員会、パスコア会議の下に「パス作成支援部会」「アウトカム・バリアンス部会」「教育・EBM部会」「連携部会」「看護局パス委員会」の5部会があります。パス委員は各科医師1名以上、各病棟看護師1名、メディカルスタッフ各部署代表者1名以上、事務1名以上が選出され、必ずいずれかの部会に所属し活動しています。運用マニュアルの一部には「各部署の委員が出席し、平等な立場で発言・討論する」「部会で必要と認めた活動の変更は妨げない」ということが明文化されており、斬新な意見も取り入れながら真摯に議論しています。

　パス委員会の活動に携わる中で、日ごろ臨床現場で働いているうえではなかなか知ることができない情報を得ることがあり、知識の向上につながることがあります。これは多職種がチームとなって活動することで得られるものであり、パス活動の醍醐味です。

　パスはいろいろな情報を多角的に分析して標準化をしていきます。その際に一人が抱えて行うことは、仕事の効率化やデータ精度の面などからも問題が生じる場合があります。これらをうまくタスク・シフティングすると、効率性と正確性が得られることが多いといえます。どの職種がどのような情報を持っているか、また、より専門性を発揮できる職種はどれかなどを考えることができ、「自分一人だけではない」と思える心の拠り所も見つかります。パス委員が活動の楽しさを感じながら、しっかりと成果を残せるように、皆が目的を共有し協働して取り組んでいます。

人材の育成とパス教育

　パス委員会の活動を進めるうえで、スムーズにいかず壁にぶつかることがあります。パス委員はその役割の重圧で悩みを抱えてしまうことも少なくありません。そこで、そのような状況をつくらない、もしそのような状況に陥っても支援できる体制づくりが重要となってきます。

　当院ではパス委員の任期は2年となっており、2年以上継続する委員もいますが、他委員会への異動や部署異動などで交代になることが多くあります。この交代により、パスの基礎知識を獲得する委員から活動を推進できる委員ま

で、知識と活動に差が生まれているのが現状です。パスを推進する人材を育成することは、パスの風土を根づかせるうえでも重要なこととなってきます。

それらを解消するひとつの手段として、日本クリニカルパス学会の資格認定制度があります。当院ではこの資格取得を推進しており、パス指導者2名、パス認定士4名が存在します。資格取得はパスの知識向上はもちろんですが、本人のモチベーションを支えるものとなり、内発的動機づけにもなってきます。また、パスに精通した人が部署内にいることは、組織にとっての強みにもなり、本人の自信にもつながってきます。しかし前述のように委員の交代で、その力量が十分に発揮できなくなる可能性があります。やりがいの喪失につながることもあり、組織として貴重な人材をどのように活用するか考えていく必要があります。大切なことは、パス活動とのつながりを断たないようにすることだと思います。

次に、パス委員がパス推進者として孤立しないようにすることが必要だと思います。委員が交代しても、委員の経験年数にかかわらず、医療の質向上のために求められるものは皆同じであることが多いのです。

パス看護記録監査

当院では、適用されたパスが正しく使用されているかどうかを調べるために、記載されなければならない記録の記入漏れをチェックする量的監査と、バリアンスへの対応が正しく記載されているかを監査する質的監査を実施しています。低値を示す項目は「バリアンス記録」であり、年度比較をしても傾向は同じです（次ページ図1）。

これに対して各部署のパス委員は、それぞれ試行錯誤しながら取り組みを継続しています。パス委員1年目などでパスの基礎知識に自信がないながらも、部署内の勉強会を企画開催し、講師となったりすることもあります。そのような中でも資料を作成し、スタッフからの質問に自信を持って答えられるかという不安を抱えながら活動している委員は多くいます。

ブロック別勉強会の開催

そこで、各部署をブロックに分け、部署を超えてブロック内のパス委員全員がお互いを支援できる体制の構築を試みました。パスおよびバリアンスの知識

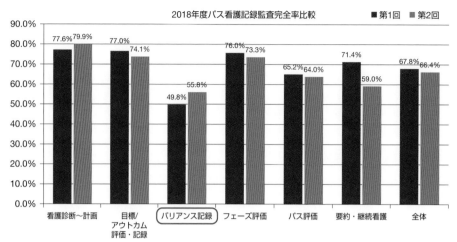

図1 パス看護記録監査の結果

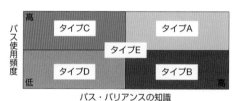

図2 ブロック別勉強会対象者のタイプ

とパス使用頻度により対象者をタイプ分けし、企画から資料作成、実施までを支援し合えるブロック別勉強会を年間目標にして取り組んでみました（図2・表1）。同じ悩みを抱えるスタッフが智恵を絞って作成した資料は、全部署で共有できるようにし、進め方の参考にできるようにマニュアルを作成するなどして、汎用性を持たせました。

　実際に勉強会を病棟で実施したところ、パス委員からは、「一人ではないという安心感を持って勉強会が開催できた」「質問に困ったときには助言をもらえ、自分の勉強にもなった」など、とても好感が持てた内容になりました（106ページ図3）。

　一人ではないという気持ちを持ってもらえたことも大きな成果だと思います。この活動で培われた絆は、今も何かあったとき相談できることにつながっているようです。

表1 2018年のブロック別勉強会の概要

目的	★パス教育の推進と人材育成 　1. パス委員の知識向上により、適正なパス運用を推進する 　2. 各部署のスタッフの知識の維持向上を図り、適正なパス運用を推進する

G	1G	2G	3G	4G
対象	パス初級者	パス中級者	パス推進者	パス初級者
タイプ	D	E	A	C、D
形式	講義	講義・体験	講義	講義・体験
時間	約30分	約30分	約30分	約30分
テーマ	パスの基礎理解	バリアンス発生時の正確なバリアンス登録	バリアンス基礎と分析	バリアンス発生時の正確なバリアンス登録
アウトカム	1. 11月のe-ラーニングの平均点を5点アップさせる	1. 適正なバリアンス登録ができる 2. 適正なバリアンス登録が増える	1. バリアンス分析方法が理解できる 2. バリアンス分析が実践できる	1. バリアンス入力ができる 2. バリアンスの種別がわかる 3. バリアンスに応じたパス評価ができる
内容	パス基礎e-ラーニングで正解率の低い5問に焦点を当て、e-ラーニングの解答・解説をさらにかみ砕き説明する	バリアンス分析の元データとなる、バリアンス発生時の正確な登録について講義し、臨床現場でよくある事例の問題（4～5問）を解き、解説を加える	バリアンスの基本を簡単に説明。その後、バリアンス登録された元データが、関連するほかのデータを使用しどのように分析され、パス改定につながるかを説明する	バリアンス登録するうえで必要となる種別、要因、記録などについて、電子カルテ（開発系）に適用された自部署のパスを使用し、バリアンス登録および記載を体験する
資料	・クリニカルパス用語解説集 ・e-ラーニング ・e-ラーニングの結果を教育・EBM部会が分析した各設問の解答選択データ	・個人ごとに設問、解答、解説を考える。資料は個人にゆだねる	・パスマニュアル ・松永高志先生の講演資料	・パスマニュアル ・パス大会の資料 ・自部署の電子パス ※自部署のパスを使用するため、参加は部署単位となる

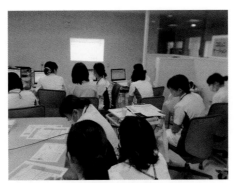

図3 ブロック別勉強会の様子

パス大会

　パス大会はパス活動の一環として、多職種が一堂に会して開催するイベント[4]です。当院でもパス教育や普及を目的にパス大会を年2～3回企画していますが、2018年に第50回をむかえました。

　パス大会に決まった形式はなく、パスを特定し多職種で評価する形式やシンポジウム形式、公開型、全部署参加型、クイズ形式、寸劇風などさまざまな形式で開催してきました。発表部署が限定されると参加者も限定的になりがちで、マンネリ化が進むとさらに参加率は低下します。これまで多職種による参加率が高かったのは、全部署参加型のパス大会でした。テーマは患者用パスで、日本クリニカルパス学会のポスターセッション形式で発表しました。参加者全員が患者の立場に立って患者用パスを評価し、発表内容も踏まえて投票しました。最後に病院長やパス委員会の委員長から表彰を受けることで、参加者のモチベーションにもなり、病院全体でパスを推奨しているという風土づくりにもつながると思います。寸劇風も楽しく学ぶことができましたが、シナリオ作成、演出に凝りすぎる点は、目標を見失いそうになるため、注意が必要です。

　パス大会は多職種がパスに興味を持ってもらえる最大のチャンスでもあるので、テーマや形式は慎重かつ大胆に選定する必要があります。

パスを推進する仲間の存在

　パスを推進する中で、同じ志を持った仲間がいることはやりがいと励みにな

ります。当院のパス委員会は、日ごろの活動の成果を学会等で発表する機会を大切にしています。自らの活動を振り返る機会になり、他施設の発表を聞くことで自分の活動のヒントにもなります。また、院外に仲間が増えるというメリットもあります。

筆者は現在「パス関東友の会」という任意団体に属していますが、仲間からいろいろな刺激をもらっています。悩み相談に乗ってもらうことができ、自身の知識向上にもつながり、勉強会の進め方などもたいへん参考になり、当院の研修や活動にも一部取り入れているものがあります。

おわりに

当院の委員会活動の一部を紹介してきましたが、人とのつながりを持ち、多職種がやりがいを持って活動できる環境をつくっていくことが大切であると思います。また、多職種がそれぞれの専門性を発揮し、パス活動に関わることにより医療の質を向上させ、患者の満足につながっていることを皆が実感できることがパス委員会の活性につながると考えています。

◉引用・参考文献
1）副島秀久監修. 済生会熊本病院パスプロジェクト編.“なぜ新しいクリニカルパスが必要か”. 医療記録が変わる！ 決定版クリニカルパス. 東京, 医学書院, 2004, 3.
2）日本クリニカルパス学会. クリニカルパスの普及・体制の現状と課題─第18回（平成30年度）アンケート結果から─. 日本クリニカルパス学会誌. 21（1）, 2019, 39-49.
3）前掲書1）.“なぜ新しいクリニカルパスが必要か”. 4.
4）一般社団法人日本クリニカルパス学会監修.“パス活動”. クリニカルパス用語解説集第2版. 東京, サイエンティスト社, 2019, 61.

② パス稼働分析と退院後の生活調査でパス委員会を活性化

医療法人渓仁会手稲渓仁会病院　SCU　看護師長　**五十嵐美沙**

当院は 2000 年にパスを導入しました。その後、患者サポートセンターのオープンやパス委員会および看護部パス委員会の活動を通じて、入院前、退院後の患者を幅広く支援しています。本稿では、パス見直しのきっかけや委員会活動活性化の要因を紹介します。

手稲渓仁会病院の概要とパス見直しのきっかけ

　　　当院は、札幌市手稲区にある 670 床の急性期病院です（**表 1**）。高度な医療をわかりやすく提供する、地域に開かれた病院を目指しています。当院では、2000 年からパスを導入しました。当時は、パス大会を盛んに行い、2007 年には第 8 回日本クリニカルパス学会学術集会の事務局を務めたこともあります。年間約 9,000 件の手術を行う当院にとって、パスは医療の標準化を進める有用なツールです。しかし、パスを使用しているものの、時代とともに変化したパスの対応が遅れ、PDCA が停滞していきました。また、急性期病院の在院日数は年々短くなり、入院中だけでなく切れ目のない患者支援を行わなければなりません。急性期病院としての役割を高めていくためにも、入院前、退院後を視野

表1 **手稲渓仁会病院の概要**　　　　　　　　　　2019 年 4 月 1 日現在

項目	詳細
病床数	670 床（一般病床：570 床、特定機能病床：100 床） 急性期総合病院　DPC 特定病院　一〜三次救急病院
診療科	36 科
手術件数	8,997 件/年間　749.8 件/月（2018 年度平均）
職員数	全職員 1,825 名　医師：252 名（2018 年 1 月 1 日時点） 【看護部職員】看護職：852 名（助産師：36 名）、看護補助者：77 名 　　　　　　　　　　　　　　　　（2018 年 10 月 1 日時点）
病床稼働率	88.3%（2018 年度平均）
平均在院日数	9.5 日（2018 年度実績）

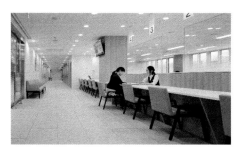
図1 患者サポートセンター（PSC）

に入れ、幅広くパスを活用するための工夫が必要でした。

そのタイミングで2016年に患者サポートセンター（以下、PSC）がオープンしました（図1）。PSCとは、看護師、薬剤師、管理栄養士、医療ソーシャル・ワーカー、事務員などさまざまな職種を配置し、患者・家族や相談者など「ひと」「サービス」「地域」「やさしさ」をつなぐワンストップサービスを実現させる場所であり機能です。PSCは、医療サービスの効率化と情報共有を充実させることで、患者の通院・療養負担や不安の軽減を図り、病とともに生きる人を支えることを目的としています。

PSCの医療サービスのひとつに、外来で手術などの治療が決定した患者を対象とした入院前の支援があります。患者のメリットは、入院前に手術や入院についての不安を軽減し、退院までの治療の流れがイメージでき、退院後の生活について社会復帰などの予測ができることです。パスを使用することを前提にしたので、必然的にパスの見直しが必要となり、これをきっかけに、院内全体でのパスの見直しが始まりました。

パス委員会

パス委員会は、副院長を委員長とし、各診療科医師、看護師、薬剤師、リハビリテーション（以下、リハビリ）部、栄養士、医事課、システム開発課、企画情報室などの多職種で構成されています。パス委員会の活動としては、各診療科のパス稼働分析、バリアンス分析、ベンチマーキング、パス審査などパス活性に向けた会議を行い、医療の質を維持・向上させることを目的としています。

❖ コアメンバーによる事例分析で課題を共有

　新たに委員会組織を活性化しようとする場合、委員会の多くのメンバーを動かすことは難しいものです。ここで鍵となるのが、コアメンバーによる会議です。コアメンバーは、パス委員長、パス専任看護師、システム開発課、事務局で構成されています。まずは週に1回コアメンバーが集まる機会をつくりました。そこで現状と今後の課題について共有し、委員会を活性化するための土台づくりを行いました。次に、数年使用されていないパスや一度も改定されていなかったパスから丁寧に分析を行いました。

　その中で、整形外科のパスは、パス設定期間より退院が遅延しているケースが多いことがわかりました。コアメンバーに整形外科の医師を交えて事例分析を行った結果、患者目標は達成していましたが、回復期病院への転院待ちにより退院が遅延していました。そこで、整形外科のすべてのパスのバリアンス分析を行うと、パスに退院支援の視点を組み込んでいないことがわかりました。

　このことから、パスを使用している現場とパス委員会が協働して分析していく必要性を感じました。現場任せの分析はパス改善につながらず、専門的知識を持っているコアメンバーと現場で一緒に分析することが改善につながることを再認識しました。このように、事例分析によりコアメンバーで課題を共有できたことが、委員会活性化の第一歩でした。

❖ パス稼働分析による運用の可視化

　先に述べたように、整形外科のパスを俯瞰してみることで現状が理解できたため、ほかの診療科のパス稼働状況を把握するために稼働分析を行いました。パス稼働分析では、診療科別に、パス設定期間通りに退院した件数と割合、パス設定期間より早期に退院した件数と割合、パス設定期間より退院が遅延した件数と割合、パス使用件数などを可視化しました（表2）。

　このデータをもとに、医師、看護師、薬剤師、栄養士、リハビリ、医療ソーシャル・ワーカーなど現場の多職種診療科チームとヒアリングを行いました。ヒアリングの結果、何年も使用していないパスの整理と退院が遅延している割合が50％以上のパスから改定することにし、作業の優先順位を決めました。また、ヒアリングは現場の興味をひき、パスを考えるきっかけとなりました。パ

表2 クリニカルパス稼働分析の結果（2018年度、整形外科の例）

パスコード	診療科	パス名称	パス設定期間（日）	パス適用数（件）	パス設定期間通り退院件（%）	パス設定日より退院が短い期間				パス設定日より退院が延長した期間			
						1日件（%）	2日件（%）	3日以上件（%）	早期退院合計件（%）	1日件（%）	2日件（%）	3日以上件（%）	退院延長合計件（%）
整-01	整形外科	上肢金抜	4	10	8 (80)	0 (0)	0 (0)	0 (0)	0 (0)	1 (10)	1 (10)	0 (0)	2 (20)
整-02	整形外科	下肢金抜	4	45	14 (31.1)	12 (26.6)	0 (0)	0 (0)	12 (26.6)	8 (17.7)	3 (6.6)	8 (17.7)	19 (42.2)
整-03	整形外科	手関節骨折骨接合術	5	9	6 (66.6)	1 (11.1)	0 (0)	0 (0)	1 (11.1)	0 (0)	0 (0)	2 (22.2)	2 (22.2)
整-04	整形外科	上腕骨骨折骨接合術	7	11	1 (9.0)	2 (18.1)	4 (36.3)	0 (0)	6 (54.4)	0 (0)	1 (9.0)	3 (27.2)	4 (36.2)
整-05	整形外科	腰部脊椎管狭窄症/腰椎椎間板ヘルニア	13	25	1 (4)	5 (20)	2 (8)	4 (16)	11 (44)	3 (12)	3 (12)	5 (20)	11 (44)
整-07	整形外科	変形性膝関節症	17	32	3 (9.3)	3 (9.3)	1 (3.1)	3 (9.3)	7 (21.7)	8 (25)	5 (15.6)	9 (28.1)	22 (68.7)
整-06	整形外科	変形性股関節症THA	23	22	17 (77.2)	0 (0)	0 (0)	0 (0)	0 (0)	2 (9.0)	0 (0)	2 (9.0)	4 (18.0)
整-08	整形外科	大腿骨近位部骨折1週非荷重	16	86	11 (12.7)	5 (5.8)	4 (4.6)	3 (3.4)	12 (13.8)	4 (4.6)	6 (6.9)	53 (61.6)	63 (73.2)
整-09	整形外科	大腿頚部骨折人工骨頭	16	61	4 (6.5)	2 (3.2)	0 (1)	2 (3.2)	4 (6.4)	5 (8.1)	2 (3.2)	46 (75.4)	53 (86.7)

ス委員会のメンバーにとっても、現場のパスについての意見や困っていることを知る機会となりました。

❖ 多職種診療科チームで話し合い、申請方法を見直す

　パスは、多職種で協働しチームで作成し運営していくものですが、これまでは医師が中心となって作成していました。本来パスは多職種で作成することに意味があり、作成後は多職種が介入できるようなパスが必要です。そこで、パスの申請方法の見直しを行いました。従来は、医師の意見が中心でしたが、パス専任者が現場へ出向き、医師だけではなく現場の多職種診療科チームで話し合いを行う機会を設けました。

　たとえば、心臓血管外科で働く看護師から「パスを新規作成したいが、医師

は躊躇しており、現場での話し合いが進まない」と相談がありました。心臓血管外科の手術後は、ICUに数日入室し一般病棟へ戻ります。当院は、ICUと一般病棟のシステムが一部異なるため、パスを作成する際にICUの入室期間を決める必要があります。

　ヒアリングを行うと、医師が躊躇していた原因は患者によってICUの入室期間が違うことでした。そこで、心臓血管外科の疾患・術式別にICU入室期間の平均日数データを抽出しました。後日、データをもとに現場の多職種診療科チームと話し合いを行った結果、医師から「平均日数があればパスを作成できそうだ」との意見が聞かれました。さらに、薬剤師や栄養士などの多職種から現場での困りごとやパスに組み込みたいことなどの相談を受け、パス作成に向けた具体的な話し合いが行われました。このように、新たな申請方法は、現場の多職種診療科チームのコミュニケーションの促進につながりました。

　以上のパス稼働分析と申請方法の見直しを行うことにより、現場の多職種診療科チームがパス改善に向けて動いていることを実感し、委員会が活性化されてきていると実感しました。

看護部パス委員会

　看護部パス委員会は、看護師長、主任の管理職8名と各部署のスタッフ16名で構成されています。病棟のスタッフだけではなく、OP室、外来、PSCの看護師も参加しています。

　看護部パス委員会の役割は、部署のパスの活性化に努めることです。看護部パス委員会は、看護の質向上に向けたパスの見直しを目的に、パス教育、アウトカム志向パスの作成、退院後の生活調査などを行っています。ここ2～3年の活動内容を表3に示します。

❖ 退院後の生活調査によりパスの看護ケアを評価する

　看護部パス委員会は、患者の手術、治療に伴う生活への影響について退院後の生活調査を行っています。委員会メンバーが中心となり、自部署で運用している患者を対象にし、外来看護師の協力を得て、退院1カ月後の症状、日常生活活動、社会復帰の程度などを確認しています。

　退院後の生活調査の結果は、入院中の看護ケアの評価につながります。結果

表3　看護部パス委員会の活動内容

目的	1. 看護の質向上に向けたパスの見直し 2. エビデンス・データに基づいた退院後の生活を意識したケアの標準化
目標	1. パス運用の理解 2. 患者アウトカム志向の理解 3. エビデンス・データに基づいた周術期ケアの見直し
活動内容	1. パスについての教育 2. 各部署の代表疾患における患者アウトカムの設定 3. 各部署の患者の退院後の生活調査

をもとに、患者が生活を再構築するために必要な看護ケアを見直し、看護の視点でパスを改定しています。また、看護師は現場の多職種診療科チームと話し合いをする際、生活調査の結果をもとに改善したほうがよい看護ケアについて自信を持って発言できるようになりました。退院後の生活調査は、自部署で行っている看護ケアが退院後の患者にどのような影響を与えるのか評価でき、さらに看護師の意見が取り入れられ、看護部パス委員会の活性化につながりました。

❖ パンフレットの改善は看護ケアの改善につながる

　PSC は、患者が治療に参画できるように、院内共通の多職種協働のパンフレットを用いて入院前に説明を行います。パンフレットは、師長、主任が中心となり、診療科や多職種とともに作成し、疾患について、治療・手術に伴う症状、症状の期間、合併症、退院後の注意点などについて記載しています。

　とくに、退院後の生活については看護部パス委員会が行った退院後の生活調査結果を一部参考にしています。たとえば、腹腔鏡下胃切除術を施行した患者を対象にした退院後の生活調査では、8 割の患者が退院後 1 カ月目までつかえ感がみられました。医療従事者は、つかえ感があるのは手術後 2 週間程度と予測していました。退院後の患者の食事摂取量に影響はありませんでしたが、つかえ感が継続することで、患者は食事を制限し、体重が減少することも考えられます。この結果から、つかえ感の期間と食事の関係性について情報提供が不足していたと判断して、その内容を追加しました。

　このように、患者が退院後も自分の病気と向き合い、自己管理できるように

支援していくためには、パンフレットを使用した情報提供が必要です。当院では退院後の生活調査結果を参考にパス改定を行い，パンフレットの改善も図っています。

　以上の退院後の生活調査とパンフレットの改善により、看護ケアの妥当性を評価するために見直すことができます。すべてのパス稼働分析や生活調査結果のデータを見ることで、感覚で行っていた看護ケアを客観的に裏づける根拠となります。パスを使用することで、看護師は看護ケアの結果が見え、その効果を実感でき、それが看護部パス委員会の活性化につながりました。

おわりに

　当院のパス委員会が活性化してきた要因は、パス稼働分析や退院後の生活調査結果などを可視化したことで、多職種それぞれが行っている治療、看護ケアの効果が見え評価できたこと、さらに改善策をたて実践するというPDCAサイクルを回したことであると考えます。当院においてパスは、治療、看護ケアの改善の手応えを実感できるツールであり、多職種のモチベーション向上に結びついています。

第 **3** 章

パス活用の成功事例

退院調整を目的に作成した多職種協働のパス
院内パスから地域連携パスの作成

医療法人社団愛友会上尾中央総合病院　リハビリテーション技術科　理学療法士　**藤川千春**

近年の診療報酬改定により看護師の業務負担が増えている中、リハビリテーション（以下、リハビリ）セラピストや医療ソーシャル・ワーカー（以下、MSW）の働きは必要不可欠です。本稿では、当院での退院支援へのリハビリセラピストの関わり方と退院支援課看護師、リハビリセラピストが中心となって作成した退院調整を踏まえたパスについて紹介します。

はじめに

　2008年の診療報酬改定により退院調整加算が新設され、当院では退院支援計画書の運用を開始しました。当時はリハビリセラピストが退院時期の調整に関与することができず、退院日の決定は医師の判断にゆだねられていました。本来は退院後、患者が安心・安全に生活できるかという観点で退院の可否を検討する必要があり、リハビリのデータや各職種の専門的知識を生かし、退院時期の検討ができるのではないかと筆者は考えていました。

　当院は2015年に地域医療支援病院として承認され、近隣病院施設との連携の構築に努め、2016年に退院支援加算を導入しました。また、急性期病棟および回復期リハビリ病棟を併設し、術後早期から在宅復帰までリハビリを積極的に実施しています。

退院調整・退院支援カンファレンスの実際

　2016年の診療報酬改定により退院支援加算が導入され、当院では看護師とリハビリセラピストによる退院支援チームが発足しました。退院調整にあたって、退院支援チームのミーティングで看護師およびリハビリセラピストの役割を抽出し、タスクを明確にしました（**表1**）。

　術後〜1週以内の情報収集では、看護師は患者の受傷前の生活状況や家族の介護力を、リハビリセラピストは主に患者の受傷前の移動手段や活動範囲の把握、また家族が希望する身体機能のレベルを聴取します。術後〜2週では、看護師またはMSWが家族と退院先を検討し、必要に応じて介護保険申請の案内

表1 退院調整における看護師とリハビリセラピストの役割

	術後〜1週	〜2週	〜3週
看護師	・情報収集 ・受傷前の ADL ・家族構成の確認 ・在宅復帰条件の確認	・方向性の確認 ・介護保険申請の案内 ・MSW に依頼	・方向性の決定 ・進捗状況の確認
リハビリ セラピスト	・情報収集 ・住環境調査	・ゴールの確認 ・家族指導 ・介護サービス利用の検討 ・家屋評価の有無	・方向性の確認 ・進捗状況の確認 ・家屋評価の実施

をします。リハビリセラピストは家族に記載してもらった住環境調査票をもとに家屋評価の必要性を検討し、退院時の ADL 動作でゴールレベルを検討します。さらに、認知症や介護を要する場合は家族指導を実施します。術後〜3週までに多職種から得られた情報および患者の身体機能レベルに応じ、方向性を決定します。以上の流れを多職種で統一することを目標に、2016〜2018 年度まで取り組んできました。

　毎週開催する退院支援カンファレンスでは、退院支援看護科看護師、病棟看護師（退院支援リンク看護師）、リハビリセラピスト（退院支援チーム）、病棟薬剤師、MSW が各職種の専門性を生かし、個々の患者に適した退院先および退院時期を検討しています。退院支援カンファレンスの対象者は、高齢外傷、パス対象外またはパス脱落した患者となっています。退院支援カンファレンスでは、病棟看護師は患者の生活環境や家族の希望、リハビリセラピストは機能的予後予測をもとにした自宅退院の可否や必要な介護サービスの提案、MSW は家族の受け入れ状況や転院・施設退院と退院後の介護サービス利用の可否、病棟薬剤師は転院・施設退院となった場合の薬剤変更について専門的に話し合っています。その情報を踏まえて、個々の患者および家族が安心して快適な生活へ移行できる環境を退院支援看護科看護師がアドバイスします。多職種による退院支援カンファレンスによって方針の統一を図り、入院中に退院後の生活を見据えたメディカルスタッフによるアプローチを実施しています（次ページ図1）。

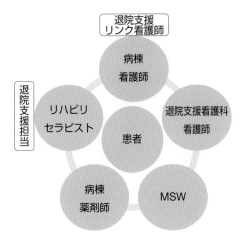

病棟看護師：受傷前の ADL、家族の受け入れ状況
の把握。
リハビリセラピスト：移動手段の予後予測。必要
な介護サービスの提案。
MSW：経済状況、家族の受け入れ状況の把握。介
護サービスの検討。
病棟薬剤師：転院先の薬価・薬剤変更の検討。

図1 退院支援カンファレンスの構成と多職種の役割

退院調整を推進するためのリハビリセラピストの関わり

　退院支援チームの発足と同時に、整形外科病棟では病棟職員に向けてデータからみた現状と早期退院調整アプローチによる在院日数適正化について勉強会を開催しました。

　大腿骨近位部骨折の患者の平均在院日数は可及的全荷重 35.5 日、免荷期間あり 45.4 日と荷重量の制限の有無で約 10 日間の誤差がありました。他院と比較しても平均在院日数が著明に長期化していました。

　平均在院日数長期化の理由は以下の 5 つでした。

①回復期リハビリ病棟への打診が遅れた

②動けていても不安が強い

③試験外出・試験外泊に進めるのが遅れた

④患部の疼痛が強く、歩行練習が進んでいない

⑤他疾患の悪化による状態不良

　今後、退院調整のために看護師として、リハビリセラピストとして「何をすべきか？ 何ができるか？」をグループワーク形式でディスカッションしました。看護師は、「家族からの情報収集が遅延し方向性の検討ができていなかったので、入院直後に退院条件を家族や施設に確認することを周知する」としました。リハビリセラピストは、「受傷前の ADL レベルおよび術後の身体機能レベ

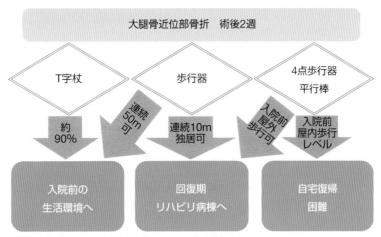

大腿骨近位部骨折　術後2週

| T字杖 | 歩行器 | 4点歩行器
平行棒 |

約90%　連続50m可　連続10m独居可　入院前屋外歩行可　入院前屋内歩行レベル

| 入院前の
生活環境へ | 回復期
リハビリ病棟へ | 自宅復帰
困難 |

図2 術後2週の歩行能力による方向性の検討

ルによって、予後予測ができるのでは」と考え、カルテから後方視的にデータを抽出しました。

　ディスカッションで検討したことを踏まえて、リハビリセラピストは、「大腿骨近位部骨折術後2週の歩行能力と退院先に関係性はないのか」ということを明らかにするためにデータを抽出しました。その結果、術後2週で4点歩行器・平行棒レベル、もしくはそれに至っていない場合は自宅復帰困難であることが明らかになりました（図2）。

　術後の安静度が全荷重であれば標準的な機能回復が見込めますが、部分荷重および免荷の場合は歩行獲得に時間を要するため、回復期リハビリ病棟または施設退院の適応となります。

　次に、術後2週以内にリハビリでの歩行練習の進行状況で自宅復帰の可否が判断でき、試験外泊が術後3週以内に実施可能である場合、術後4週に自宅退院可能と示唆されました。しかしながら、主婦や通勤手段が電車という活動レベルが高い人、または家屋評価・改修を必要とする場合は回復期リハビリ病棟へ転棟・転院し、長期的なリハビリを要するケースも生じます（次ページ図3）。

　データからみた現状の把握と対策の検討、リハビリセラピストによる詳細なデータの分析結果から「術後2週で退院先を決定しよう」というゴールを多職種で共有し、退院先を退院支援チームが検討しました。

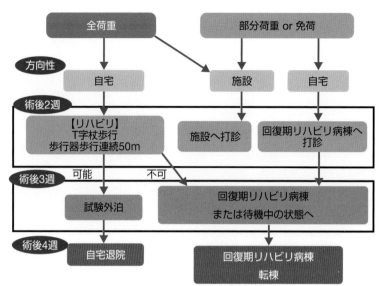

図3 安静度と術後2週の歩行可否による方向性

退院調整を踏まえた院内パスの作成

　前述の情報収集や身体機能の回復過程と退院先データをもとに、術後2週での退院先の明確化を目的とした大腿骨近位部骨折院内パスを作成しました。

　術後7日目では、看護師は積極的に離床を促し、リハビリセラピストは患者の術前の移動手段を把握したうえで術後2日目から開始した移動・歩行練習を継続して行います。看護ケア・治療を行うと同時に、看護師は家族面談で希望を聴取し、リハビリセラピストは自宅内の生活環境・動線を把握するために住環境調査票を家族に渡して記載してもらいます。「退院先の検討」「身体障害者手帳、介護保険の申請確認」を看護師だけでなくリハビリセラピストも把握する必要があるアウトカムに設定し共有しています。

　術後14日目までに、リハビリセラピストは家族とともに住環境調査票をもとに身体機能の予後予測と生活環境を確認します。家屋改修や介護サービス利用が必要な場合は生活環境を整備する期間を要するため、回復期リハビリ病棟の適応を看護師に相談します。

　そして、術後14日目までに退院支援カンファレンスで自宅退院、回復期リハ

図4 退院調整アウトカムを組み込んだ院内パス（抜粋．2017年）

日付		術後7日目	術後8～11日目	術後12日目	術後13日目	術後14日目
クリティカル・インディケーター		本人・家族で退院先の検討ができている	食事・排泄・清拭（患肢以外）ができる	移動・歩行練習している	移動・歩行練習している	食事・排泄・清拭（患肢以外）ができる
		移動・歩行練習している	移動・歩行練習している	食事・排泄・清拭（患肢以外）ができる	食事・排泄・清拭（患肢以外）ができる	退院先が明確化されている
		ベッドから離床し食事・排泄ができる				移動・歩行練習している
アウトカム	目標					
	薬剤指示					
	処置指示	創部確認	創部確認	創部確認	創部確認	三角板 off
		シャワー浴許可確認				創部確認
	教育・指導	退院先の検討・アプローチ実施				
		身体障害者手帳、介護保険申請確認				
	リハビリプログラム	移動・歩行練習	移動・歩行練習	移動・歩行練習	移動・歩行練習	移動・歩行練習
		住環境調査票家族渡し				

ビリ病棟への転棟、施設退院のいずれかを決定し、「退院先が明確化されている」をクリティカル・インディケーターに設定したパスの運用を2017年から開始しました（図4）。

❖ 退院調整院内パスの運用

パスの適用は医師が判断し、対象は大腿骨頸部骨折（人工骨頭挿入術）および大腿骨転子部骨折（観血的骨固定術）症例、除外条件は重篤な心疾患患者・

第3章 パス活用の成功事例

透析患者・病的骨折を呈した症例、退院目標はX線上異常所見なし・感染徴候なし・ADLの確立としています。

　パスの評価は看護師とリハビリセラピストが毎日行います。リハビリセラピストはリハビリプログラム項目のみを評価入力しますが、毎日必ずクリティカル・インディケーターもリハビリ介入前に確認しています。パス逸脱や脱落につながるバリアンスが発生した際には看護師に報告し、その後の対応や方向性を再検討します。

　また、入力されたパスデータはパス委員会で適用数・バリアンス報告を行い、毎月、整形外科病棟のパスコアメンバーがバリアンスの共有や検討を行っています。

❖ 退院調整院内パスの運用結果

　平均在院日数はパス運用前は43.4日でしたが、パス運用後は33.1日と約10日間の短縮が図れました。しかし、急性期病院の全国平均と比べると長期化している状況には変わりありませんでした。

　バリアンスは術後7日目のクリティカル・インディケーター「退院先の検討ができる」に対して肺炎合併（1例）、術後14日目のクリティカル・インディケーター「退院先が明確化されている」に対して「右不全麻痺ありリハビリ希望」（1例）が発生していました。術後2週での退院先の明確化は達成していましたが、入院が長期化した理由は、①家族が希望する老人保健施設の待機が長い、②回復期リハビリ病棟への転棟または転院の待機、③地域、家庭での受け入れ困難等でした。この結果から、院内だけの問題ではなく、「待機」「受け入れ困難」という新たな課題が発生しました。

❖ 退院調整院内パスの改定

　これらの課題に対しては、「入院日や手術中の時間を利用して家族面談をすることで、家族側の受け入れ準備や施設打診を早期に開始できるのではないか」と考えました。しかし、看護師は入院時の書類業務や手術前後の準備に追われ、家族面談の時間確保が難しかったため、手術前にMSWに依頼し、今まで看護師が行っていた家族からの情報収集をMSWにシフトする院内パスに変更しました。

図5 MSW 業務を追加した改定院内パス（抜粋．2019 年）

日付		手術前日	術後1日目	術後2日目	術後4日目	術後7日目	術後9日目	術後13日目	術後14日目
クリティカル・インディケーター				本人・家族で退院先の検討ができている	退院先または回復期リハビリ病棟に打診済み	退院先が決定している	14日目の退院受け入れが可能である		退院できる
アウトカム	教育・指導	【MSW】家族へ転院先の説明	診療情報提供書作成依頼	診療情報提供書を医師へ確認		介護保険申請確認	家族へ退院日電話確認	大腿骨近位部骨折地域連携パスの項目評価	
		大腿骨近位部骨折地域連携診療計画書の説明		【MSW】家族面談済み					
		大腿骨近位部骨折地域連携診療計画書の受け取り							
		MSWへ依頼とポップアップ							
		介護保険の説明							
		介護保険の申請案内か区分変更案内							
	リハビリプログラム		住環境調査票家族渡し			住環境調査票家族と確認済み		地域連携パス記載	
								リハビリ実施計画書（コピー）準備	
								住環境調査票（原本）準備	

　これまでは家族からの情報収集は術後1週目でしたが、手術前日に介護保険や地域連携パスを説明し、術後2週で転棟または退院する旨を家族に伝えるこ

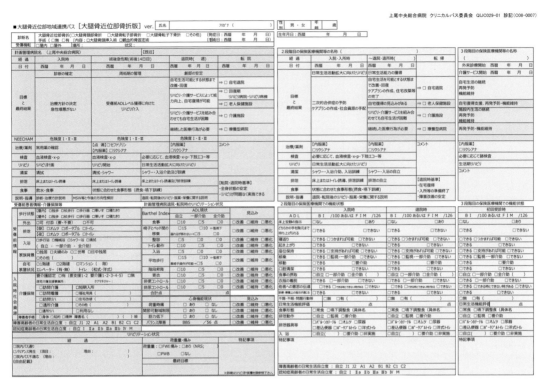

図6 大腿骨近位部骨折地域連携パス

　とにしました。また、手術前日に「MSWへの依頼」、術後2日目に「家族面談」、術後4日目に「退院先または回復期リハビリ病棟に打診」、そして術後14日目に退院という流れに変更しました（前ページ図5）。

地域連携パスの作成

　整形外科病棟の約2割を占める大腿骨近位部骨折患者の在院日数長期化への対策として、術後2週で自宅退院困難な場合は転院または転棟へつなげるため、7施設・病院との連携を図ることとなりました。今までの自施設完結型ではなく転院という新たな取り組みに伴い、他施設との情報共有を図るツールとして大腿骨近位部骨折地域連携パスを作成しました（図6）。大腿骨近位部骨折地域連携パスを適用するにあたり、家族に大腿骨近位部骨折地域連携診療計画書（患者説明パス）（図7）を用いて説明し、同意を得たうえで大腿骨近位部骨折地域連携パスを適用します。

大腿骨近位部骨折地域連携診療計画書　（患者説明パス）

上尾中央総合病院　クリニカルパス委員会　QIJC028-01　診記(C08-0006)

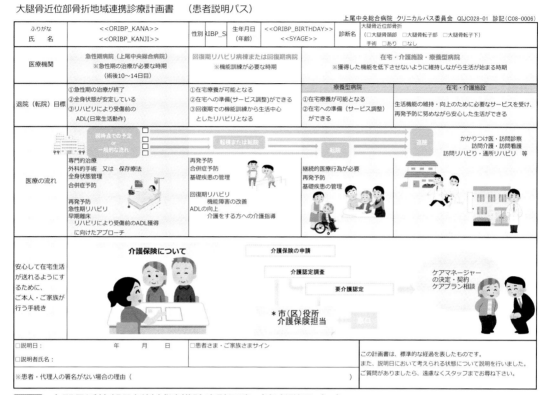

ふりがな　氏　名	<<ORIBP_KANA>>　<<ORIBP_KANJI>>	性別	RIBP_S	生年月日（年齢）	<<ORIBP_BIRTHDAY>>　<<SYAGE>>	診断名	大腿骨近位部骨折（□大腿骨頸部　□大腿骨転子部　□大腿骨転子下）手術　□あり　□なし
医療機関	急性期病院（上尾中央総合病院）※急性期の治療が必要な時期（術後10〜14日目）	回復期リハビリ病棟または回復期病院※機能訓練が必要な時期			在宅・介護施設・療養型病院※獲得した機能を低下させないように維持しながら生活が始まる時期		
退院（転院）目標	①急性期の治療が終了②全身状態が安定している③リハビリにより受傷前のADL(日常生活動作)	①在宅療養が可能となる②在宅への準備(サービス調整)ができる③回復期での機能訓練から生活中心としたリハビリとなる			療養型病院①在宅療養が可能となる②在宅への準備(サービス調整)ができる	在宅・介護施設生活機能の維持・向上のために必要なサービスを受け、再発予防に努めながら安心した生活ができる	

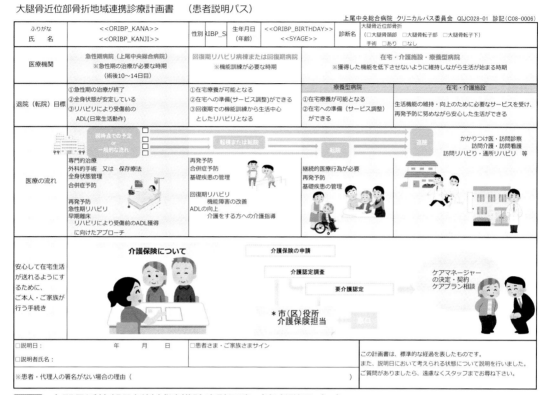

図7　大腿骨近位部骨折地域連携診療計画書（患者説明パス）

　　大腿骨近位部骨折地域連携パスは、転院先施設とともに患者情報の共有が必要な項目を検討して作成しました。患者基本情報、診断名（大腿骨頸部骨折、転子部骨折、転子下骨折）、術式（大腿骨頭挿入術、観血的骨固定術）、受傷機転（屋内、屋外）を記載し、左から1段階目は急性期病院、2段階目は回復期リハビリ病院、3段階目は施設・在宅看護を想定して作成しました。

　　1段階目の急性期病院入院時から適用を開始し、MSWが家族面談時に大腿骨近位部骨折地域連携診療計画書（患者説明パス）を用いて説明して同意を得ます。同意が得られた場合のみ医療従事者用の大腿骨近位部骨折地域連携パスが適用されます。看護師が経過の欄を記入します。入院中の薬剤・検査・ケアの流れを示し、転院先を選択します。受傷前患者情報・介護保険等の欄はMSWが受傷前のADLや介護保険について記入します。計画管理病院退院・転院時のリハビリ状況に関してはリハビリセラピストが記入しますが、ADLは

急性期では Barthel Index（BI）で現状と見込みを評価し、予後予測を示した形式で設定しました。

またリハビリ状況は、受け入れ施設側から「順調かどうか把握できるようにしてほしい」との希望があり、他施設に院内パスを説明したうえでパス通りかどうか、またはバリアンス発生やパス不適用であった場合はその理由を記載することとしました。術後の安静度は予後を左右するため、荷重量と痛みの程度、また家族を含め検討した最終目標を記載します。リハビリ内容の情報は、地域連携パスだけでなく住環境調査票とリハビリ実施計画書の2点をあわせて連携先施設と共有しています。急性期病院からの転院・退院基準は疾患の特性上高齢者が多いため、「全身状態の安定・リハビリが問題なく実施できる」としました。

2段階目は主に回復期リハビリ病院を想定し、経過は看護師による記載ですが、ADL に関しては入院時と退院時に BI またはリハビリ回復期で用いられ ADL の詳細を評価できる FIM（機能的自立度評価表）の記載としました。この期間はリハビリと生活環境整備期間であり、退院基準は「在宅復帰・入所等の準備終了・障害改善の安定」と定めました。

3段階目は介護サービスの利用や ADL レベルの維持を目的とし、施設・在宅看護を対象としています。連携施設を退院後、当院に地域連携パスが返却され、急性期病院退院後の患者の経過を再度確認することができます。

地域連携パス導入により、大腿骨近位部骨折患者の平均在院日数は33.1日から24.7日と、約9日間短縮を図ることができました。現在、地域連携パスを導入して半年以上経過しましたが、運用前の看護師とリハビリセラピストが統一性のない情報を提供していた状況から、職種・経験年数に関係なく必要な情報提供内容の統一化を図れました。それにより連携先施設との患者の情報一元化・共有が可能となり、入院早期の家族面談により患者だけでなく家族が安心して転院や退院準備ができるシステムが望めると考えています。

当院の整形外科病棟における近年の取り組み

今までは、リハビリ患者の生活環境に身体機能が到達していない状況でありながら、医師からの指示により患者・家族は退院後の生活が不安なまま自宅退院したケースも多々経験してきました。

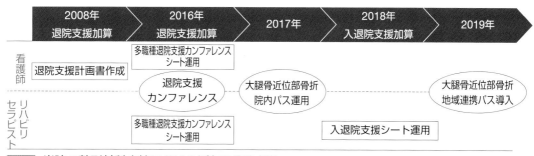

| 2008年
退院支援加算 | 2016年
退院支援加算 | 2017年 | 2018年
入退院支援加算 | 2019年 |

看護師

退院支援計画書作成

多職種退院支援カンファレンス
シート運用

退院支援
カンファレンス

大腿骨近位部骨折
院内パス運用

大腿骨近位部骨折
地域連携パス導入

リハビリセラピスト

多職種退院支援カンファレンス
シート運用

入退院支援シート運用

図8 当院の整形外科病棟における近年の取り組み

2016年の退院支援加算の導入を機に、退院調整には専門的知識を多職種で共有することが重要と気づきました。また、メディカルスタッフの連携なしには患者に適した生活環境の準備、退院先の決定が困難であると実感しました。

2016年は多職種退院支援カンファレンスシートをもとにした退院支援カンファレンスの実施、2017年には退院調整アウトカムを設定した院内パスの運用、2018年には入退院支援加算導入に伴い、リハビリセラピストは入院前のADL状況や家屋・生活環境把握のため、独自の入退院支援シートを用い、入院早期に患者の生活状況を把握することを多職種で協働し取り組んできました（図8）。2019年には大腿骨近位部骨折患者を対象に当院の急性期病棟と7施設が連携し、地域連携パスの導入が始まりました。それにより、当院での入院期間は術後2週であり患者の状態・家族の希望に合わせ、その後、当院の回復期リハビリ病棟へ転棟、もしくは近隣市内外の回復期リハビリ病院・療養病院・老人保健施設への転院、または自宅退院をむかえる流れとなっています。それが可能となったのには、入院日からのMSWの介入が大きく影響したと考えます。

退院支援カンファレンスから地域連携パスの導入により、リハビリが継続できる施設に転院でき、数年前の患者・家族が不安を抱えたまま自宅退院となる状況を脱却し、安心・安全に退院できる一助となったと思います。

継続的な課題

当院の整形外科病棟は近年3年間で、退院支援カンファレンスから始まり、院内パスの運用、さらには地域連携パスの運用に取り組んできました。その結

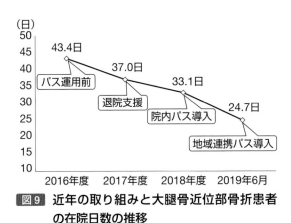

図9 近年の取り組みと大腿骨近位部骨折患者の在院日数の推移

果、大腿骨近位部骨折患者の在院日数は図9に示すように明らかな短縮化が図れました。

　早期退院に伴い家族に負担・不満が生じることのないよう、当院の急性期病棟で得た受傷前のADLレベルや生活環境の情報を記した住環境調査票を転院先と共有することとしました。地域連携パスの運用1年経過時には連携施設と情報共有する内容およびシステムの再検討を予定しています。

　また、地域連携パス運用に伴い老人保健施設から入院した患者が退院にあたって入所施設を探す必要が生じ、退院先決定まで時間を要している現状が当院のチーム医療の課題となっています。

おわりに

　近年の診療報酬改定による退院支援加算および入退院支援加算導入により、看護師の業務負担がますます多大となる中、直接的に患者および家族と関わる時間が確保できるリハビリセラピストや、地域医療・介護保険・社会保障の専門的知識を有したMSWが情報収集にあたることは可能であると考えています。各専門家が必要な情報を早期に聴取し、その情報を早期に多職種で共有することにより患者の個別性かつ家族の希望に応じた生活環境を準備でき、安心・安全な環境に早期に退院できる医療従事者側のシステムを構築していくことが重要と考えます。

　そのためには、メディカルスタッフの働きが必要不可欠であり、看護師だけ

ではなく多方面から多職種が患者の退院後の生活環境を整えることで患者も家族も安心して退院をむかえ、安全な生活を送れるようわれわれが努めていかなければならないと実感しています。今後も院内パスおよび地域連携パスを多職種で共有できるよう、ツールの質をさらに向上させ、シームレスな連携を目指していきたいと思います。

患者にも医療従事者にも支援となるパスの活用

社会福祉法人恩賜財団済生会支部 福井県済生会病院　看護師長　**小野智美**

同 看護副部長　**土橋佐百合**

当院は、外来、入退院・検査説明センター、病棟とパス推進室および各部会からなるパス委員会の連携によって、パスの改善をしながら進めています。患者と医療従事者双方の支援となる当院のパスへの取り組みを紹介します。

はじめに

　当院は地域の中核病院として、地域連携、がん診療に取り組んでいる急性期病院です。関連施設として老人保健施設や特別養護老人ホーム、訪問看護ステーション、地域包括支援センターがあり、地域に密着した医療の提供を目指しています。2017年1月には、地域包括ケア病棟を開設し、高齢化が進む入院患者の個別性を踏まえたスムーズな退院支援に力を入れています（表1）。

　パスに関しては全国に先がけ1999年にパス委員会を立ち上げ、パス作成から活用の定着を図る過程で、委員会の下部組織としてパス推進室とパス大会運営部会、アウトカム部会、エビデンス部会、パスデータ分析部会、DPC（包括医療費支払い制度）パス検討部会、地域連携パス部会、患者用パス作成部会、業務コーディネート部会の8つの部会で委員会運営を行ってきました。しかし、

表1　福井県済生会病院の概要

病床数：460床（緩和ケア20床、HCU 11床、SCU 9床）
病床利用率：86.3%
外来患者数：1,264名/日
平均在院日数：10.7日
診療科：24科
看護配置：7対1
全職員数：1,169名（2019年4月1日時点）
看護職：579名（パート52名）
専門・認定看護師：34名
特定行為看護師：3名

治療方法の変化や在院日数の短縮化などの社会の変化と、委員会メンバーの交代やパスに対する認識の変化などに応じて、委員会の編成が必要となりました。そこで、2019年度からパス推進室はそのままで、パス研修部会、パス承認部会、電子パス推進部会、業務コーディネート部会の5つの部会に再編成をしました。

2019年度の病院重点目標として、①高齢者に優しい急性期病院、②メンバーを活かすリーダー育成、③IT活用を含めた働き方改革があげられ、これを受けて看護部の目標も、①高齢者に優しい急性期看護の提供、②IT活用を含めた業務改善としました。これまでの電子カルテパスに代わり、バリアンスのデータ収集ができ、分析が容易となる Basic Outcome Master（BOM）を使用した電子カルテパスの修正を推進していくことは、②を達成するための戦略目標のひとつとしました。

電子パス推進部会がアウトカム変更を代行

当院のパスは各病棟単位で作成・修正されています。BOMを使用したパスの修正には、3年前から取り組みました。しかし、すでにアウトカムをBOM使用のパスに修正して使用している病棟もあれば、紙パスを電子カルテパスに移行はしているが、アウトカムをBOMに変更できていない病棟、紙パスのままで使用している病棟など、進展にバラツキがありました。パスは全体で160あり、そのうちBOM使用に変更されている電子カルテパスは21、変更されていない電子カルテパスは40、紙パスのまま運用しているパスが99でした。

アウトカムをBOMに変更する作業は、電子パス推進部会の前身であるアウトカム部会のメンバーが各病棟にレクチャーを行っていましたが、病棟看護師が通常業務の終了後に作業するなど、勤務時間外の作業となっていました。また、BOMに変更すること自体が病棟看護師では難しく、作業が進まない病棟がありました。

各病棟主導では変更作業が進まないために、新たに電子パス推進部会をつくったわけですが、メンバーは呼吸器外科の医師をリーダーとし、内科、外科、婦人科、眼科・耳鼻科・小児科の混合病棟のそれぞれに勤務している看護師4名からなります。この部会が代行してBOMに変更する作業を進めるようにしました。電子パス推進部会が変更作業をした後、担当病棟が各アウトカムの変

更が妥当かを確認します。その後、担当病棟がアウトカムの達成を判断するバイタルサインや観察項目の適正値を設定し、電子カルテパスを修正しています。

電子パス推進部会がBOMへの変更作業を代行することで、各病棟のパスマネジャー（病棟のパスを管理している看護師）やパス担当者は、部会のメンバーに修正に関する相談もできるようになり、作業も進むようになりました。また、さまざまな科のパスを知っている部会メンバーとのやりとりの中で、違う視点での見直しができるようになりました。

パスの承認を ICT と連携して行う

パスが新規で作成されたり、修正されると、パス承認部会に提出され、そこでアウトカムが適正であるか確認し、パスの内容や入院日数が適正に設定されているか、薬剤やケアがエビデンスから選択されているかを確認します。しかし、抗菌薬の使用に関しては、判断やパス担当医師とのやりとりの中で苦慮することがたびたびありました。

その理由は、抗菌薬の選択、使用量に関しては、疾患別の抗菌薬使用ガイドラインや周術期の抗菌薬使用ガイドラインに沿ったものである必要がありますが、パス担当医師の経験や考えによって決められていて、薬剤変更を提案しても聞き入れてもらえなかったりすることです。

そこで、2019年4月からは、パス承認の過程で、ICT（感染対策チーム）が薬剤の適正使用についてチェックする仕組みにしました。ICTから直接、医師に薬剤の適正使用やガイドラインに沿った使用の提案をすることでスムーズに変更してもらえるようになり、パス担当者が医師に、パス承認部会からの連絡として、薬剤の変更提案を伝える必要はなくなりました。これにより、承認までの時間が短縮し、パス担当者の負担が軽減されました。

地域包括ケア病棟への転棟を組み込んだパスの活用

当院の医療従事者が使用する業務用パスには、患者問題に対するアウトカムがあり、観察項目、検査、治療（処置、注射、処方）、食事、活動、教育指導、その他と項目が分かれています。パスの導入当初から、患者の入院中に看護師が行うべきことがパスの中に組み込んであり、看護師の業務マニュアルとしても使用できるように作成されました。そのため、新人であっても、他部署から

人工膝関節置換術（TKA）

日時	入院日（手術前日）　月　日	
【患者問題】 #1. 手術に対する不安 #2. 疼痛 #3. 運動障害 #4. 創出血 #5. 創感染 #6. 誤嚥窒息 #7. 術後全身合併症 #8. 日常生活における不安	△#1. 手術・検査・治療法について理解できる（Y・N） △#2. 患部痛がコントロールされている（鎮痛剤使用可）（Y・N） △#3. 足趾の動きがある（Y・N） △#4. 足関節の背・底屈ができる（Y・N） △#3. リハビリプログラムについて理解ができる（Y・N）	
サイン		
観察	患部痛 不眠 VSチェック、SpO2（1検） 排便の有無 患肢腫脹 しびれ 足趾底屈・足背背筋 足関節底屈・足関節背屈	
検査		
治療　処置	△ 爪切り △ 排便なければ当日朝でテレミンソフト 1ケ挿入	
注射		インスリン・糖尿病薬については「糖尿病患者の検査時の薬物調整に関する院内基準」に従う ★降圧薬を内服している場合 整形外科術前後降圧薬マニュアル参照 ★抗血栓薬内服確認 中止時ヘパリン投与確認
処方	△ 持参薬の確認、カレンダーセット △ 抗血栓薬の中止確認 △ 術前中薬の中止確認	
食事	△ 成人1800kcal □治療食（　　　）□ 21時以降絶食	
活動・リハビリ	☆ リハビリ受診（手術前評価） △ リハビリ処方箋、計画書の確認	
清潔	△ シャワー浴	
教育指導	△ 入院時オリエンテーション △ 術前オリエンテーション △ クリニカルパスオリエンテーション △ 深部静脈血栓予防の説明	☆ 服薬指導 ☆ 自主トレーニングメニューの説明 ☆ 手術後のリハビリ記録表の説明 ☆ 痛みのスケール、リハビリ記録表の説明
その他	△ 手術前チェックリスト記入（前日分） △ 絶食アナウンス △ ECG異常波形があればDr.に確認 △ 手術後X-P、術後採血入力の確認 △ 身長・体重測定 △ 自己血貯血有無の確認 なければ赤血球濃厚液の入力確認	状態によって術後10日目以降に地域包括ケア病棟に転棟する可能性があることを説明する
バリアンス	○ なし ○ あり（変動・逸脱）	
医師サイン		

人工膝関節置換術（TKA）

日時	手術後7日目　月　日	手術後8日目	手術後9日目
【患者問題】 #1. 手術に対する不安 #2. 疼痛 #3. 運動障害 #4. 創出血 #5. 創感染 #6. 誤嚥窒息 #7. 術後全身合併症 #8. 日常生活における不安	△#2. 疼痛（創部痛）がコントロールされている（鎮痛剤使用可）（Y・N） △#4. 足関節の背・底屈ができる（Y・N） ○#5. 38℃以上の発熱がない（Y・N） △#5. 感染徴候がない（Y・N） ○#4 四肢痛が無い（Hb 8.0以上である）（Y・N） ○#5. CRPが5以下である（Y・N） ○ 38.5℃以上の発熱がない（Y・N） △#5. 感染徴候がない（Y・N） △#6. 肺雑音がない（Y・N） △#7. 深部静脈血栓がない（Y・N） △#7. リハビリスケジュールに沿った活動ができる（Y・N）	△#2. 疼痛（創部痛）がコントロールされている（鎮痛剤使用可）（Y・N） ○#5. 38℃以上の発熱がない（Y・N） △#5. 感染徴候がない（Y・N） △#7. リハビリスケジュールに沿った活動ができる（Y・N）	△#2. 疼痛（創部痛）がコントロールされている（鎮痛剤使用可）（Y・N） ○#5. 38℃以上の発熱がない（Y・N） △#5. 感染徴候がない（Y・N） △#7. リハビリスケジュールに沿った活動ができる（Y・N）
サイン			
観察	VSチェック、SpO2（2検） 腰神経領域のしびれ 腰神経領域の軽度鈍麻 患肢腫脹 創部熱感・創部腫脹・創部発赤・創部疼痛 四肢冷感・チアノーゼ 呼吸音 腸蠕動 足背動脈触知	VSチェック、SpO2（1検） ＊深部静脈血栓ありの場合:SpO2 2検 創部熱感・創部腫脹・創部発赤・創部疼痛	VSチェック、SpO2（1検） ＊深部静脈血栓ありの場合:SpO2 2検 創部熱感・創部腫脹・創部発赤・創部疼痛
検査	△ 血液検査（炎症セット・D-dimer） △（D-dimer 10以上でDr報告）下肢エコー		
治療　処置			
注射	【深部静脈血栓ありの場合、Dr.に確認する】・安静度・フットポンプの使用・弾性ストッキングの着用・薬剤開始・リハビリ継続		
処方			
食事			
活動・リハビリ	☆ 患部クーリング施行（熱感あれば継続） △ 患肢挙上させる △ 間欠式空気圧迫法（フットポンプ）（足底用）装着（歩行器で自立するまで） △ 弾性ストッキング着用 △ CPM終了 ☆ リハビリ実施 ☆ 自主トレーニング実施の確認 △ 痛みのスケール記入の確認	△ 間欠式空気圧迫法（フットポンプ）（足底用）装着（歩行器で自立するまで） △ 弾性ストッキング着用 ☆ リハビリ実施 ☆ 自主トレーニング実施の確認 △ 痛みのスケール記入の確認	△ 間欠式空気圧迫法（フットポンプ）（足底用）装着（歩行器で自立するまで） △ 弾性ストッキング着用 ☆ リハビリ実施 ☆ 自主トレーニング実施の確認 △ 痛みのスケール記入の確認
清潔	△ シャワー浴（週2回）	△ シャワー浴（週2回）	△ シャワー浴（週2回）
教育指導	△ クリニカルパスオリエンテーション	△ クリニカルパスオリエンテーション	△ クリニカルパスオリエンテーション
その他		【地域包括ケア病棟への転棟について確認する】□なし □あり（　月　日　：　）	
バリアンス	○ なし ○ あり（変動・逸脱）	○ なし ○ あり（変動・逸脱）	○ なし ○ あり（変動・逸脱）
医師サイン			

図1　人工膝関節置換術パス（業務用）

の異動で慣れていなくても、パスを見れば患者にその日に必要なケアや処置が行えることが特徴です。

　また、アウトカムや各項目には○、△、☆の記号がつけてあり、○は医師、△は看護師、☆はメディカルスタッフがアウトカムチェックや観察、ケアを行うことをパスの中で明確にし、各職種が責任を持って患者にケアを行うことになっています。

　当院の整形外科病棟は腰・膝・股関節の手術を受ける患者が多く、人工膝関節置換術パスの入院日数は23日間、人工股関節置換術パス（図1・次ページ図2）も22日間と経過が長く、パスの中でも入院期間が長いものといえます。地

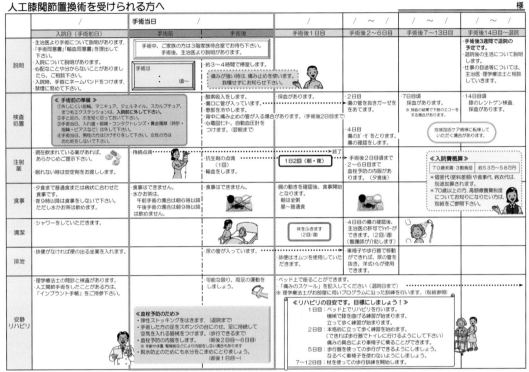

図2 人工膝関節置換術パス（患者用）

　域包括ケア病棟の開設後、これらのパスに同病棟への転棟を組み込むことにしました。パスに組み込んだことで、患者は外来で医師から説明を受け、さらに入退院・検査説明センターでパスの説明を受けて、同病棟への転棟を理解して入院します。手術後、落ち着いた時点で同病棟への転棟を再度説明していますが、医師から手術前に説明を受けていることと、患者用パスに同病棟への転棟が記載されているため、患者の転棟に関する理解はスムーズです。

　具体的には人工膝関節置換術の場合、パスでは術後21日目に退院と設定されていて、入院期間は23日間となります。業務用パスには入院日に「状態によって術後10日目以降に地域包括ケア病棟に転棟する可能性があることを説明する」とあり、医師またはその日の担当看護師が説明することになっています。また、手術後8日目に病棟看護師が医師に「地域包括ケア病棟への転棟を確認する」としていて、病棟師長が主治医に、対象患者の転棟が可能であるかを確

認しています。医師に確認後、病棟師長は、毎日行われる入院調整会議（ベッドコントロール会議）で地域包括ケア病棟師長と転棟の日程について調整を図り、転棟の日時が決定し次第、患者に説明します。

　パスに組み込んだことで、高齢で退院支援が必要な患者に、タイミングを逃すことなく地域包括ケア病棟の説明ができ、同病棟でリハビリテーションや退院後の生活指導が実施されるようになりました。また、整形外科病棟のスタッフは、急性期の看護だけでなく在宅に向けた支援の必要性を理解し、急性期病棟と地域包括ケア病棟のそれぞれの役割、機能についても理解できたと考えます。

　この流れが定着し、パスに組み込む前1年間（2017年2月～2018年1月）の整形外科病棟の平均在院日数は16.8日で、新規入院患者数は69人/月でしたが、その後の1年間の平均在院日数は15.3日で、新規入院患者数は81人/月と増えました。急性期病棟として、入院が必要な患者を待たせることなく受け入れられることにつながっていると考えます。

パス推進室のサポート

　患者用パスは、新規の業務用パスを作成すると、パス推進室で業務用パスに沿って作成します。業務用パスの修正に伴う患者用パスの修正も行います。当院の患者用パスは、患者が見やすいように時系列に記載されたものや、挿絵が入っているのが特徴です。

　パスを作成し始めた当初は、各病棟で看護師が業務用パスを作成し、Excelに入力するまでを行っていました。Excelへの入力作業は慣れないこともあり、看護師にとってはとても負担が大きい業務でした。また、作業は勤務時間外に行うことがほとんどでした。しかし、事務部からパソコン作業が得意な職員がパス推進室に配置され、パソコン入力作業を行うことになりました。初期の頃は入力作業のみでしたが、現在は患者用・業務用パスの作成・修正や、パス更新時期のお知らせなどの管理サポート、紙パスから電子カルテパスへの移行のサポートも行っています。そのほか、毎月行われるパス・グループワーク（業務コーディネート部会の連絡会）の運営など、活動内容は多岐にわたります。

　各病棟にパスの管理を任せていた時期は、何年もパスが修正・更新されないことがありました。しかし、現在はパス・グループワークでパスの更新履歴、

パス名	BOM導入	HR化	修正中	最終修正日	担当者	コメント
硬化療法				2017/11/15 運用開始		
痔瘻				2019/02/12 確認、修正なし。2020/03 見直し予定	■さん	
直腸脱（デロルメ・ティールシュ法）				2018/11/21 運用開始	■さん	
脱肛				2017/10/27		
胃切除術				2018/10 確認、修正なし。2019/11 見直し予定	■さん、■さん、■さん	
虫垂炎（ルンバール用）			○	2018/8/3	■さん、■さん	1/10 承認部会後の検討中
急性虫垂炎（全身麻酔）			○	2018/8/3		
大腸ファイバー・ポリペクトミー（EMR）		○	○	2016/8/31	■さん	
大腸ファイバー・ポリペクトミー（EMR）《ビジクリア》			○			
大腸ファイバー（術後 follow）			○			
大腸内視鏡的粘膜下層剝離術（ESD）			○	2019/8/20		
（胸腔鏡下）肺部分切除術	○			2018/11/21 運用開始	■さん	
（胸腔鏡下）肺葉・区域切除術	○					
鼠径ヘルニア（ルンバール用）	○			2018/10/15 運用開始	■さん	
鼠径ヘルニア（全麻用）	○			2019/03/12 運用開始		
直腸切除術（ラパ腸含む）			○	2018/6/28	■さん、■さん、■さん	
結腸切除術（ラパ腸含む）			○	2018/6/28		
大腸切除術（人工肛門造設術）			○	2018/11/1	■さん、■さん	

図3 部署別パス更新状況・見直し時期のお知らせ①

　　更新時期などを一覧表にして、パス推進室から部署別パス更新状況のお知らせがあります（図3・4）。この見直し時期のお知らせが病棟に届くことで、各病棟のパスマネジャーは部署別パス更新状況の一覧を見て、自病棟のパスが次回はいつ更新なのかを確認し、該当するパス担当者に、パス担当医師と見直しを開始するように指示し、進捗を把握し、自病棟のパスを管理しています。

　　紙パスから電子カルテパスへの移行は、パス推進室が現在使用している電子

病棟・外来

```
┌─────────────┐
│  年    月分  │
└─────────────┘
```

見直し時期のお知らせ

前回のパスの更新から約1年が経過しましたのでパスの見直しをお願いします。
部署内で検討した結果、修正の必要がなければそのことをお知らせいただければ結構です。
パス表を添付しておきますので、　　　月　　　日までに修正の有無のお返事をお願いします

【記入の仕方：ピンクの項目についてご記入ください。】

《修正がある場合》
修正の有無の欄の有に丸をして、担当者の欄にサインをする。
添付のパス表に修正を赤字で書き込んで、この用紙とともに推進室に送る。

《修正がない場合》
修正の有無の欄の無に丸をする。
次回の見直し時期を設定する。
担当者の欄にサインをする。
この用紙のみを推進室に送る。

パス名		更新日付	修正の有無	無のときの次回更新時期	病棟・外来担当者
	パス表				
	指示簿		有 ・ 無		
	患者用				

パス名		更新日付	修正の有無	無のときの次回更新時期	病棟・外来担当者
	パス表				
	指示簿		有 ・ 無		
	患者用				

パス名		更新日付	修正の有無	無のときの次回更新時期	病棟・外来担当者
	パス表				
	指示簿		有 ・ 無		
	患者用				

パス名		更新日付	修正の有無	無のときの次回更新時期	病棟・外来担当者
	パス表				
	指示簿		有 ・ 無		
	患者用				

推進室 → 各病棟 → 推進室（保管）

2014.05.12 パス推進室 改訂
2016.05.11 パス推進室 改訂

図4 部署別パス更新状況・見直し時期のお知らせ②

カルテ上の看護ケアセット（観察項目や看護ケア項目が一括で入力できるもの）を参考に、電子カルテパスの観察項目や看護ケア項目を入力しています。その後、病棟のパス担当者が追加や修正などがないか確認し、パス推進室に再度入力を依頼します。入力が終わり次第、パス推進室から最終確認の依頼があり、

修正がなければ完成となります。

　パス推進室の積極的なサポートにより、病棟のパスマネジャーや各部会の情報共有ができ、スムーズな運営につながっているといえます。

入退院・検査説明センターの役割

　当院のパス活用の中で、重要な部署が入退院・検査説明センターです。

　2018年度の診療報酬改定により入院時支援加算が新設されました。当院では2010年4月に、入退院・検査説明センターの前身である術前検査センターが開設されました。2013年7月には新館の開設とともに、入退院・検査説明センターと名称を変更しています。

　入退院・検査説明センターには、看護師4名とメディカル・コーディネーター（以下、MC）2名、薬剤師1名、栄養士1名がいます。MCは、主にパスや検査の説明業務を専任で行う職種として、2001年に当院が独自に設けた職種です。MCの誕生により説明内容が標準化され、個々の患者の理解度に合わせた説明を行うことができるようになりました。

　入退院・検査説明センターでは、パス使用の入院患者に対して、入院や手術にあたっての説明や指導、患者用パスに沿って入院中の経過を説明しています。そして、患者基礎情報の聴取と文書作成などを行っています。入院前の期間を有効に活用し、落ち着いた場所（入退院・検査説明センターには、説明室が10室あります）で患者の理解度に合わせてパスについて説明し、安心して入院、手術に臨むことができるように関わっています。

　入院・手術が決まった患者は、手術についての準備物品や退院後の生活など、それぞれ気がかりなことが異なります。そのため、患者ごとに入院までに必要な準備を患者・家族とともに考え支援しています。

　また、患者支援のほかに、医師、外来スタッフ、病棟看護師の業務負担軽減を図っています。たとえば、医師の業務に関しては、外来で行う術前検査オーダーの代行入力をはじめ、患者に合わせた日程調整、術前検査の結果報告や患者情報の提供を行っています。外来スタッフの業務に関しては、再診方法の説明、検査説明、医師による説明の補足、休止薬の確認、禁煙指導や呼吸訓練の指導を行っています。病棟看護師の業務に関しては、患者基礎情報の聴取と文書作成、術前チェック項目（下肢チェック、口腔内チェック、局所麻酔につい

ての問診など)の代行、全身麻酔の説明などを行っています。時間を十分にとった説明や対応の中では、患者や家族からの質問や意見も多く、パスの見直しに反映されます。

患者から得た情報の中で、専門スタッフの対応が必要と判断した場合は、MSW、退院支援室、薬剤師、栄養士、医事課スタッフなどと連携し対応しています。ここでの情報が入院病棟に送られ、早期からの退院支援となり、継続看護へとつながっています。また、これらの職種が集約された場での対応は、情報を多職種で共有でき対応できるという点で、医療安全の面からも有効であると考えます。

たとえば、外来で手術日程が決まると、外来スタッフは入退院・検査説明センターのスタッフに患者情報を伝達し、介入依頼の連絡をします。入退院・検査説明センターでは、外来スタッフと電子カルテから患者情報を収集し、患者を把握したうえで、面談を行います。看護師の介入以外に、必要に応じて、常用薬やサプリメントなどの服用状況を確認するために薬剤師が問診をし、栄養状況の確認のために栄養士が問診をしています。

❖ 胃切除術パスの入院が決定した患者の場合

初回面談：看護師、薬剤師
【看護師】自己紹介、入院までのスケジュールの説明、術前検査の目的の説明、喫煙の有無の確認、口腔内チェック、再診方法の説明（各種検査、診察までの順路について）
【薬剤師】常用薬やサプリメントなどの服用状況の問診
2〜3回目面談：看護師、MC
【看護師】体調の確認、不安や心配事、わからない点などの確認、再診方法の説明
【MC】検査説明
4回目面談（術前マーキング、胃カメラ後に家族同席で手術のインフォーム・ドコンセントを受けた後）：薬剤師、栄養士、看護師、MC
【薬剤師】術前中止薬の説明と同意書渡し
【栄養士】手術後の食事について、退院後生活に向けた栄養指導
【看護師】術前指導・説明

おわりに

　当院でのパス活用については、パスについての認識や経験の違いによって使用しない医師もいるなど課題はありますが、外来、入退院・検査説明センター、病棟とパス推進室および各部会からなるパス委員会の連携ができたことによって、改善しながら進めることができたと思います。

　今後も、他職種、他部署との連携の中で、パスの見直し更新を定期的に行っていくことで、それぞれの業務の見直しができ、患者と医療従事者双方の無駄をなくし、提供する医療・看護の質を上げていけると考えます。

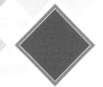

多職種のシェアと特定行為研修修了者の参加によりパスのあり方を新しいステージへ！

多職種をどのように巻き込むか？　診療報酬が算定できるパスに変えるにはどうすればいい？　パスに関する悩みは尽きません。パス推進者へのアンケート結果を参考にしながら、パスの悩みとその解決策、今後の展望などを語っていただきました。

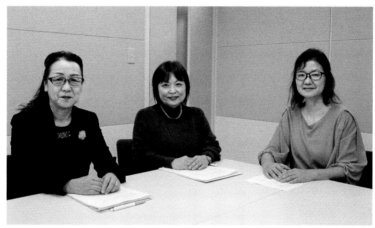

獨協医科大学病院
看護部長
秋元ますえ

公益社団法人福岡医療団
看護部長
河本真理

一般社団法人
日本看護業務研究会
パス関東友の会
村木泰子

病院の概要とパスの活用状況

❖ 電子化でパスの使用率を上げたいが……

河本　私が看護部長を務める福岡医療団は、急性期と慢性期の2病院を有しています。急性期の千鳥橋病院は350床の内科に強い病院で、高齢の患者さんが多く入院しています。

慢性期のたたらリハビリテーション病院は199床の緩和ケア病棟を併設する在宅療養支援病院です。そのほか10診療所、7訪問看護ステーション、2介護支援センターがあります。

2003 年に電子カルテを導入し、私はそのときから電子カルテの運用に携わっています。パスも一緒にすべて電子化したかったのですが難しく、現在も紙パス中心で、パスの担当者は別にいます。

悩みは、高齢の患者さんが多いので、「複合疾患があってバリアンスがどんどん出るから、このパスは使えない」といった意見が医師から出ることです。急性期の病院にはパスが 81 あるのですが、30％ほどしか使っていない状況です。それで、電子化をして使用率を上げようと考えているのですが、マスターをつくるのが大変という状況にぶつかっています。

❖ DPC のⅢ期にかかっているパスを見直したい

秋元　私が看護部長を務める獨協医科大学病院の病床数は 1,195 床で、病床稼働率は 85％前後です。看護部の総数は看護師・助産師 1,132 人、看護補助者 112 人、40 部署を超える大きな組織です。

パスは 20 年以上前から使っています。2005 年に電子カルテにて稼働しましたが、現在も紙パスを使っている部署もあります。電子カルテの中には約 650 のパスが入っています。パスの稼働率は約 55％。紙パスを含めると 70％弱になるかと思います。ただ、パスを中断した時期が 10 年近くありました。私が看護部長になってから、パス委員会をもう一度やりましょうと呼びかけました。その理由は、DPC のⅢ期にかかっているパスがあるからです。DPC のⅡ期までに退院できるようにしないと病院が赤字になるため、パスを改善する必要を感じて、一昨年から新たなパス委員会を立ち上げ、見直しを行っているところです。

❖ パス推進者の悩み──アンケート結果の紹介

村木　「パス関東友の会」というパス推進者の有志の会の副代表を務めています。パス推進者は院内で孤独になりがちなので、ほかの病院の人と交流し、情報共有するのが目的です。その会の参加者アンケート結果を紹介します（図 1）。

毎回勉強会の最後にアンケートをとっているのですが、必ずあがってくるのが、「多職種の巻き込み方や連携に関すること」と「パス分析・バリアンス分析に関すること」。前

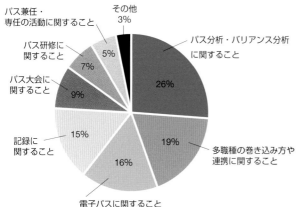

パス関東友の会の勉強会で企画してほしいこと（複数回答）

- パス分析・バリアンス分析に関すること 26%
- 多職種の巻き込み方や連携に関すること 19%
- 電子パスに関すること 16%
- 記録に関すること 15%
- パス大会に関すること 9%
- パス研修に関すること 7%
- パス兼任・専任の活動に関すること 5%
- その他 3%

希望する企画の具体的な内容

パス分析・バリアンス分析に関すること
・バリアンス分析についての研修をどのように行うことがより効率的となるのか知りたい
・他施設での取り組み、分析方法の詳しいやり方　など
多職種の巻き込み方や連携に関すること
・医師と一緒に作る、修正する方法（特に修正）
・多職種にパスを浸透させるにはどうすればよいか　など
電子パスに関すること
・電子パスでのバリアンス分析
・電子パス導入時にどうするべきか、重要なことは何かを知りたい
・電子パスを使いやすくするためにはどうしたらよいか、他施設で行っていること　など
記録に関すること
・どこまで看護記録として認められるか
・記録の削減への取り組み　など
パス大会に関すること
・具体的なパス大会の進め方
・スタッフを巻き込むパス大会　など
その他
・アウトカムマスターをどのように活用していくか
・教育の方法、どのようにしたら広まるか　など

図1 パス関東友の会 第5回勉強会 参加者アンケート結果（抜粋）

者は、院内での連携、パスをつくったり使ったりするとき、多職種の人をどういうふうに巻き込むかというものです。また、運用面では、退院調整やその先の地域連携パスなどにどうつなげていくかというのも課題になっています。後者は、バリアンス記録と看護記録の区別がつかなかったり、そもそもバリアンス記録とは何？　というようなことです。

まずは、多職種とどのように連携していけばよいのかから、お話しいただければと思います。

多職種連携とシェアのしかた

❖ 難しいリハビリ職との連携

村木　とくに横の連携というか、リハビリ職や栄養士などとシェアするのが難しいかなと思うのですが、いかがですか。

河本　看護職とリハビリ職とのシェアは課題がありますね。いま進められている医療職の「働き方改革」の2本柱でタスク・シェアとタスク・シフトがあるけれど、業務のシェアはとくに難しい。たとえば、モーニングケアやイブニングケアはリハビリ職にもシェアしてほしいところ。その時間帯をリハビリに活用すれば、患者さんの在宅復帰に向けた生

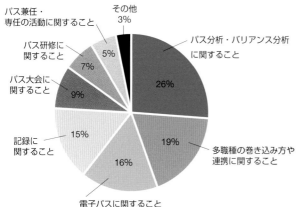

第**3**章

パス活用の成功事例

活機能回復の支援になるし、病棟内の勤務人数が増えるため患者さんにとってより安全だと思うのです。リハビリ職にお願いする際には、単なる「看護職のお手伝い」と受けとられないよう十分注意して進める必要がありますね。

薬剤師や栄養科については、薬剤部は持参薬管理や薬剤指導、栄養科はアレルギー管理や栄養指導などタスク・シフトできるため、連携はそれほど難しくはないのですが。

村木　薬剤部や栄養科とは、お互いにできる仕事の範囲を理解し合えているからでしょうか。リハビリ職との関係では、目に見えないヒエラルキーがいまだにあり、それが壁になっているのかなと。実際には、それぞれ専門性も違うし、上手にシェアできればいいと思うのですが。

❖ 用語の統一を

村木　記録も、リハビリ職の記録を見ることができないといった声もありますが。

秋元　当院では、それは見えるようになりましたね。

河本　うちでも以前、問題があったから、見えるようにしました。

村木　その記録を看護職は見ていますか。

河本　普段は見ないですね。何かあったときには見るけれど。電子カルテに一緒に入っているのですが、用語が違うから。

村木　リハビリ関係の言葉は難しい。独特の用語がありますね。

河本　記録を一緒にするには、用語は統一したほうがいいですね。パスについては、多職種が乗り入れて記録して一つのものができるといいのですが。当院の病院パスは、まだまだ看護職だけで記録していますから。

❖ パスづくりには医事課のスキルが必要

秋元　新しいパス委員会を立ち上げるとき、多職種を入れようということで、栄養科や薬剤部、検査部のほか医事課の診療情報管理士にも入ってもらいました。毎月4症例ずつパスを見直しているのですが、医事課がパス委員会の打ち合わせの前に全部点検しています。たとえば、この症例では、この薬が使い過ぎとか、点滴はここまではいらないだろうといった指摘があって、話し合いをするから修正がうまくいきます。委員

会には多職種が入っているので、栄養科はこの時点で入るとか、リハビリはこの時点から入りましょうというような話し合いができ、見直したパスは連携がうまくいくようになりました。

河本　昔のやり方は、まず医師が指示して、それをほかの職種がどうするかという指示パスだったのですが、最初に医事課が診療報酬のことなども調べてからパス委員会に臨むというのはいいですね。先にそういう準備があって、疾患については医師のアドバイスがあると、やりやす

いのではないかと思います。でも、医事課は事前準備が大変でしょうね。

村木　医事課が、見えているデータを先に入れることはありますね。そこに経験値を足していく……。

河本　パスづくりや見直しには、医事課のスキルが絶対必要ですね。診療報酬のことや医療の質が上がるといったデータを示すことで、経営の改善・向上につながると話せば、医師たちにもパスの重要性がわかってもらえると思います。それには、全体の職種のスキルアップが必要です。

経営戦略とパスの関係

❖ パスの推進はトップダウンで

河本　医師との連携については、外科系は、オペパスをよく使っているのですが、内科系では、患者さんの高齢化が進んでいて複合疾患が多いという理由でパスの活用が進まないとパス委員が悩んでいます。

秋元　内科系でも診療報酬が算定できる連携パスは動いています。

村木　若い医師は柔軟になってきていると思います。医師の数も少なくなっていて何もかもやっていられないということもあって、パスの重要性がわかっている。年配の医師との

温度差が出てきているかなという感じです。

河本　確かに、若い医師は指示についても自分の決めたものではなくて、病院に合わせてくれます。院長などトップの人が、パスをつくってその通りにするようにという強い意志を示せば、その病院は皆でパスを動かせるようになるのだろうなとは思うのですが。

秋元　理事長クラスが、「経営状況がよくないので、もう少し収益を上げる工夫をするように」と言ってく

れるといいと思います。トップの発言は大きいです。

河本　そのために、DPCも絡めたパスを使えば効率化できると。バリアンスが発生してもDPCのⅡ期までにとどまるようなパスをつくることができればいいでしょうね。

秋元　私たちは、「経営的にももう少し力を入れて」と言われて、パスの見直しをすることになりました。パスの活用は、トップダウンで進めるのがよいと思います。

河本　トップには、中身の詳細については言わなくてもいいので、診療報酬がどんどん下がっているから、パスを活用して改善するというような大枠のことを言ってもらえれば。そうすれば皆が動きやすくなります。

パスを運用するときの壁

❖ 看護師長の理解不足をどうするか

村木　トップダウンでパスの活用が下りてきたときに、看護部長や看護師長、看護管理者がどこまでパスについて理解しているかも課題だと思います。昨年、一般社団法人日本看護業務研究会（JASNi）でパスをつくるワークショップを行ったのですが、看護師長、看護部長ともに知らない人が多かったです。たとえば、パス分析の結果を見て、経営改善に向けての提案をするワークでは、できない人が多かった。分析のデータと病院経営＝診療報酬などの数字をつき合わせて経営改善の提案をするというのは、管理者がいちばんよく理解していて、スタッフにやりなさいと指南できないといけないのだけれど、厳しい現実があると思いました。

河本　電子カルテやパスに強い看護部長もいるけれど、そうではない人も結構いますから。

村木　パス関東友の会の勉強会でよく出てくる意見は、パスづくりの大変さや意義を、管理者にわかってもらえないということ。たとえば、医事課の人にも入ってもらいたいと訴えても、「あなたがパスの専任なんだから、あなたがやればいいじゃない」と言われたという事例もあります。このように、パスの理解に関しては上層部と管理者との温度差だけでなく、現場と管理者との温度差も生じているのです。

秋元さんは、パスの見直しをすることになったとき、看護師長クラス

の人にどのように説明したのですか。

秋元　昨年度は、各部署でパスを4つ新しくつくるようにと、私が看護師長に説明しました。それで、主任やパス担当者ではなく看護師長と面談して、「このパスは、なぜこの期間なの？」というような質問をすると、ときどき答えられない人がいる。そういう人には、「あなたは伝書バトじゃないのですよ」と言いました。「主任がつくったものを持ってくるだけでなく、きちんとあなたが説明できるようにしてほしい」と言ってあります。

村木　DPCⅡの期間に収めるためのパスの見直しなど、経営的な視点も説明しますか。

秋元　はい、それも話します。記録委員長がパス委員会に入っているので、パス委員会の内容は、記録委員長が伝達します。そのときに、DPCのことも一緒に伝えてもらいます。だから、私がすべてを説明はしない。記録に関することは、記録委員長がやります。だけど、勝手に部署で決めてしまうと統一性がなくなるので、許可制にしています。ここで、各師長のパスの理解度を見ます。聞きながら許可をします。

村木　理解していない人にはどうするのですか。

秋元　戻します。理解して、私に説明してくださいと。パスの見直しも電子カルテの変更についても、全部看護師長が知っておかなければいけないことなので、「師長がスタッフ

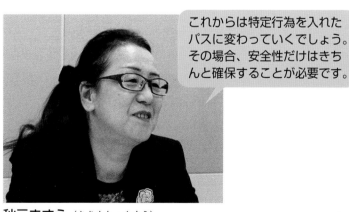

これからは特定行為を入れたパスに変わっていくでしょう。その場合、安全性だけはきちんと確保することが必要です。

秋元ますえ（あきもと・ますえ）
1982年、獨協医科大学病院に勤務。1999年から看護記録やパスに関わり、作成や修正等を委員会で行ってきた。

に変更点を説明できるようになって

くださいと言ってあります。

❖ 認定看護管理者の教育課程にパスの単元を

河本　認定看護管理者の資格取得の教育課程にパスに関するものは入っていないのでしょうか。

秋元　それは、ないですね。

河本　業務の効率化という経営の課題を考えるためにも、パスをツールとして使えるということを知る単元があるといいと思いますね。業務の効率化もできるし、タスク・シェアもできるし、DPCにも関連するから経営改善に貢献するとなれば、皆パスについて勉強すると思うのですが、どうでしょうか。パスの成り立ちや使い方は教えていると思うのですが、なぜこれが必要かを教えておく必要がありますね。

また、経営層向けの研修があってもいいかもしれません。その場合、「パスの活用法」というテーマでは誰も来ないだろうから、「経営戦略としてのパス」などにするといいのではないでしょうか。

❖ 医師ごとのパスを整理して1本に

村木　パスを使うときの壁というのは、ほかにないですか。たとえば、診療科の壁というのは、いかがですか。

秋元　それはあります。どの科にもパスは最低でも1〜2個はあるのですが、たくさんあって毎日使っている科と、あまりパスに積極的ではない科がある。あまり使っていない科についてその原因を調べた結果、その科の手術を担当する医師がパスを倦厭していることがわかりました。

河本　その医師は、患者さんは一人ひとり違うから指示はそのたびに出すという考えを持っているタイプなのですか。

秋元　なぜ倦厭するのかはわかりません。パスのほうが指示はしやすいと思うのですが。パス委員会を再開してよかったと思うのは、医師ごとに違うパスがあるという状況をパス委員会が客観的に見て、1つのパスにしてくれていることです。たとえば、心臓外科や内科にはたくさんパスがあったのですが、「この患者さんには、このパスのこの部分を変えればいいのでは」という話し合いをして、パスを整理することができました。

❖ マスターをつくる余裕がない

河本　今は看護師の負担が大きくて、パスのマスターをつくる余裕がないのです。だから、つくったものがほしいと思うのですが。

村木　誰がつくっていますか。

秋元　うちは、医師と看護師が合同でつくっています。看護師だけではつくりません。

河本　マスターを入れるのもですか。

秋元　まず医師が入れて、看護の部分は看護師が。次に栄養科の人に栄養の部分を入れてもらうというようにしています。栄養科の人が入れられなければ、そばにいてもらって看護師が入れます。

河本　内容変更、追加、削除なども、今は医事課に頼むことが多いのですが、看護師ができるようにシステムを変えたいと思っているところで

す。でも、パスの専任が1人はほしいですね、看護職の。

村木　パスの作成や運用には診療報酬がつかないので、認定看護師を入れるようにパス専任者を入れるというのは難しい。それでも最近は、専任を入れている病院が増えています。専任者は、パスをつくるところから、分析、そして経営会議に出すデータまで作成するので、1人だと結構きつい。なので、医事課や診療情報管理士と2人でというケースもあるようです。そのほか、医事課や診療情報管理士にパス専任者がいるケースもあります。医師の部分は医師に入れてもらうけれど、そのほかは医事課や診療情報管理士で。ベースの表さえつくってくれれば、あとは看護師などが入れていきます。

❖ パス専任者に診療報酬の加算を

河本　診療報酬で、パスの専任を医師の業務作業補助として加算がつくようになればいいのですが。2020年度の診療報酬改定では、「医師の働き方改革」や「ICT等の活用の推進」が重要テーマとなっているようなので、医師の指示のもとで行う補助業務、たとえば記録の作成・管理を行

う者としてパス専任者を位置づけるというのはどうでしょう。その結果、病院の効率化が進めば、結局は診療報酬がとれるようになっていくでしょう。

秋元　診療報酬で加算されない限りは、動かないですものね。

村木　一方で、パス専任者が、自分

たちの働きをどのようなかたちで見せるかが大事です。たとえば認定看護師には、診療報酬とか患者さんの満足度などが求められますが、パス専任者もそれと同じようなアウトカムが示せないと、病院としては専任者を置く価値が見出せないのではないかと思います。だから、パスの専任になりたいという若い人には「私を専任者にしたら、こういうアウトカムが出せて、専門看護師や認定看護師と同じだけの働きをします」と、看護部長に訴えられるようにしたほうがいいよと言っています。

アウトカム志向でタスク・シェア

❖ アウトカム志向に変わるとメディカルスタッフも積極的に

村木　私がパスに関して携わっている病院で、昨年の春、パスのマスターを切り替えるにあたって、「アウトカム志向のパスとは」というテーマで30分教育を行いました。看護職向けとメディカルスタッフ向けに同じ内容で話したところ、看護職では若い人たちから、なぜこれをやるのかがわかったという感想が聞かれました。メディカルスタッフの中では、リハビリ職と栄養士が非常に関心を持ってくれて、「私たちもアウトカム評価をしていいのか」とか「リハビリで確認しているバイタルサインを温度板に書いていいのか」などの質問が出ました。「アウトカム志向のパスとは、目標を達成するために多職種で立案するもの。患者さんにとってよいものかを評価するものです」と話したら、意識が変わったのです。

　問題解決志向からアウトカム志向に変わると、どんなデータを取りたいかを話しただけで、ああそうかと動いてくれる人が増えるのです。

河本　本当にもったいないですよね。たとえば、リハビリ職がリハビリの前後に確認しているバイタルサインをパスの記録に入れてくれたら、看護職はそれを見ることができるし、皆で使えるわけですから。

村木　パスによっては、アウトカムのチェックも、リハビリ職や栄養士がやってくれるようになりました。また、アウトカムに載せる内容も皆で決めるようになりました。看護師も観察しているけれど栄養士も観察している。それはどちらが入れるのかなどと具体的な話を、30分教育をしたあとにできるようになりました。

河本　それはタスク・シェアできるようになったということですね。

村木　何のためにというところがわかるといいのかなと。たぶんリハビリ職や栄養士は、自分たちも参加したいと思っていたのではないでしょうか。そこへ、パス委員会が「誰でもやっていいよ!!」と門戸を広げたというのが大きいと思います。

河本　多職種が参加してくれるかどうかが大事なところですね。

秋元　看護師長らが、それをきちんと理解していないと難しいですよね。

村木　病棟を統括しているのは看護師長なので、看護管理者の立ち位置がとても大事だと思います。

診療報酬を算定できるパスに変える

❖ パス専任者がいることのメリット

村木　今、私が関わっている病院でパスを全部見る立場にいます。そうすると、QI担当者はQIの指標を載せてとか、看護委員会はこうしてほしいとか、診療報酬的にはこれを入れてなどと、いろんな立場の人がいろいろなことを言ってきます。それをまとめてパスに載せていけるというのが、専任がいることのよさだと思います。アウトカムと指標を決めて、「これは院内で決まりましたから」と全部のパスに載せたりしています。その作業をするときに、たとえば、オペ前まではアウトカムは「転倒」だけど、オペ後は「転落」に変わる――これは看護師でないとわからないので、そこは有無を言わさずこちらで変えます。そういうことができれば、最初に出されたDPCのⅡ期に収めたいという問題なども解決できるわけです。たとえば、重症度、医療・看護必要度を確実にとれるようにしたいとき、その要件に合わせて、こちらでチェックして、医師の指示を見て、医事課や診療情報管理士とも相談して変えていく、というようにできます。診療情報管理士が関わってくれると安心です。また、病院として絶対入れないといけない項目や、DPCコードなども入れていく。これは、医事課の人とシェアしながらやっていきます。

河本　診療報酬に、重症度、医療・看護必要度など全部が合わさったパスをつくるのが究極ですね。病院としても、患者さんにもいいねといわれるものを意識してつくると、パスの重要性、また、パス専任者の価値

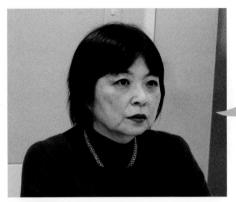

包括的指示と具体的な手順が載って、患者さんへの影響が可視化できるパスが望ましいですね。

河本真理（かわもと・まり）
2003年、診療所の電子カルテ導入に関わる。その後、病院にてベンダーと看護支援システムの構築に携わる。医療情報技師、診療情報管理士の資格取得。

が上がります。

村木　パス専任者としては、全部の

❖ 在宅パスにつなげる

河本　院内でそういう体制ができたら、今度は、退院後はどんな加算をとれるかということになります。退院後の訪問看護や在宅医療・介護につなげるときも、ここはどうしましょうかなどと会議で話し合うことで、在宅パスへと広がりますね。

村木　私が関わる病院では、患者さん用パスは、作成の中心を入退院支援センターがあれば任せています。

❖ 自分の加算は自分でとる

村木　診療報酬が算定できるパスに

パスを横並びで見えるところが面白いなと思っています。

「自分たちが説明しないといけない内容の基本フォーマットを決めてください」とお願いします。パス委員会として患者さん用パスの要件は決めて。パスとしての要件と説明することとの整合性をとってもらうようにしています。そうすると、説明のバラツキもなくなってきます。

秋元　そのノウハウを教えていただきたいです。

するには、多職種を巻き込むことが

大事です。医事課の人もそうですし、栄養の加算については、管理栄養士さんを呼んでチェックしてもらい、足りない加算を入力してもらうようにすると、毎回、必ず見てくれるようになります。

秋元 そうしないといいパスはできないですね。その多職種のつなぎ役は看護師長ですか。

村木 今は結構、師長さんがやっています。

河本 本当に連携して、多職種で書きたいですね。看護職のパスではなく、この病院のパスですから。

村木 いろいろな病院で栄養士、リハビリ職、薬剤師が、自分の加算は自分がとるというふうに意識が変わってきています。以前は、看護師が食事とか加算も漏れがないかと全部チェックしている病院が多かったのですが、今ではパス委員の栄養士さんや薬剤師さんそれぞれが「こちらでやります」というふうに変わってきました。

　パスには、診療報酬と加算についてと重症度、医療・看護必要度と、QI 的な指標が入ってきたら素晴らしいのではないかと思います。

看護記録の軽減化とバリアンス記録

村木 話は変わりますが、パスというと看護師は看護記録のことと切っても切れないですね。

河本 今、看護記録の効率化の話が出ているようですが。

秋元 看護記録の負担を軽減するためにはどうすればいいかなどを看護関係の国会議員が少し持ち上げてくれているようです。効率的に記録ができればよいと考えています。

河本 看護師は患者さんのベッドサイドに行きたいですものね。

秋元 軽減されないと、本当にどうにもならない状況。だから、私は「チェックでいいよ」と言っています。前回と同じだったらチェックでいい、変わったときに記録すればいいです、と。

河本 でも、記録は個別でと言われますよね。

村木 1週間で退院させろというのに無理ですよ。

秋元 標準に、個別をプラスするというので十分だと思います。それが個別性だといえるのでは。看護記録の負担を軽減するためにも、パスを充実させなければいけない。

村木 ただ、バリアンス記録は、本来はパスのバリアンスのデータをとるための記録なので、看護記録では

ないのです。バリアンス記録としては、データとして異常があったこと、それに対して対策をしたかが書いてあればよいということ。それを看護記録とするにはどうすればよいかというのは、病院が考えないといけないことだと思っています。最近、学会でも、バリアンス記録イコール看護記録ではないと言ってくださる医師が増えてきています。バリアンス記録はあくまでもデータを取るための記録だと。

河本　パスをよくするための記録ですね。

村木　実際に、「看護記録は何を満たさないといけないのかを、看護記録委員とパス委員が整合性がとれるように話し合ってください」と言っているのですが。パスを使うようになったからといって、記録が楽になるかというと、それは違うのです。そもそもの看護記録を見直さない限り楽にはならない。バリアンス記録を看護記録として扱うのであれば、パスはチェックでよいなら、看護記録もチェックでよいというように合わせないといけないと思います。看護記録委員会とパス委員会で、整合性をとることがとても重要です。そうでないと、いつまで経っても看護記録の負担は軽減できないと思います。

今後の展望

❖ 特定行為とパスの関係

秋元　今後、特定行為研修を修了した看護師（以下、特定行為研修修了者）がどんどん入ってきます。うちの病院では、毎年4〜5人ずつ戻ってくる。そうすると、パスも変わるのではないかと思います。この部分までは特定行為研修修了者がやるというようになっていけば、指示のしかたが変わるでしょうし、パスの中身も変わるでしょう。

河本　看護師の特定行為に用いる手順書をつくらないといけないので、それがパスになるかもしれないですね。そうなると、医師にとっても看護師にとってもいいかもしれない。

村木　明確になりますものね。医師が包括指示を出して、特定行為でやれるところがパスになっていれば、それを見ただけで、誰に指示をあおげばいいかが看護師にもわかります。新しいパスの使い方ができますね。

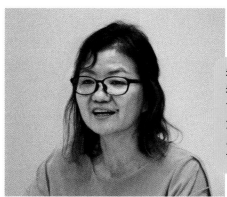

看護師がバリアンス記録や看護記録をよく理解してきちんと書き、さらに多職種がシェアして書き込めば、よいデータになると思います。

村木泰子（むらき・やすこ）
パス関東友の会副代表。「全国にパス仲間をつくって、パス活動を楽しく」を目的に、パス推進者向けのオリジナル研修会を他施設のメンバーと開催している。一般社団法人日本看護業務研究会（JASNi）でマスター作成、導入、コンサルティングに携わり、全国の病院を回っている。

秋元　まだ入ったばかりで特定行為研修修了者の動きが見えないので、毎月、自分がどういうふうに動いたか、報告用紙を出してもらうことにしています。これを半年ぐらい見ると、どんな動きをするとどんな結果になるかがわかり、パスにも反映できるのではないかと思います。

❖ 特定行為と安全性確保

河本　実は、私は特定行為研修にあまり積極的ではないのです。医療安全的に何か問題が起きたときに、特定行為研修修了者を守れるのだろうかというのが心配で、二の足を踏んでいます。中途半端な立ち位置で働かせるわけですから。なので、今は認定看護師を増やしていますが、今後は認定看護師教育に特定行為研修が組み込まれるため、特定行為が実施できるようになります。そうなったときには、もっとわかりやすい医師の指示が必要なので、そんなパスができればいいなと思います。

　ところで、特定行為を行うときは、特定行為業務管理委員会をつくらないといけないですね。

秋元　当院には特定行為業務管理委

員会があります。上層部の委員会と下部の委員会があるのですが、上層部の委員会にはリスク委員長が入っています。ほかにも薬剤師なども入っている。そこで、特定行為の中身を検討して、どんなことを行っていいのかや、病院の基準、何か事故などがあったときにはどうするか、その補償などもすべて委員会で決めています。それを特定行為の項目ごとに1冊の冊子にまとめました。特定行為業務管理委員会を通ったもの以上の指示は出せないというようにしたのです。

村木　そこで決めたことがパスに可視化されていると、現場で、これは医師に聞かないといけないことかどうかが確認できます。そのほうが安全をプラスできますね。

河本　特定行為研修修了者自身も守れますね。それだといいかもしれない。

❖ 特定行為を入れたパスのメリット

秋元　これからは特定行為を入れたパスに変わっていくでしょう。安全性だけはきちんと確保しないといけない。

河本　包括的指示と具体的な手順が、パスに載っていくのはいいと思います。

村木　パスのメリットをうまく使え

秋元　もし万が一のことが起きた場合に備えて保険の話もしましたし、それは病院側がきちんと対応することになりました。特定行為業務管理委員会では、ひとつの行為に関してフローをつくって、このときにはこういうふうにする、このときにこうなったらこうするというものをつくっています。

医師とはかなり議論をしました。上層部の委員会以外に、下部の委員会では、実際に活動するためにはどうするかというワーキングが、各科の医師、医局長クラスの出席のもと、行われました。一つひとつ項目を検討しましょうということで。医療安全が専門の医師が委員長なので、安全は重要視しています。また、感染系からも出ています。

ば、実際に特定行為が行われる場面で、それを監視するツールになりえるのがいいと思います。バリアンスが出てくると、現場の看護師がバリアンス記録を書くので、たとえば特定行為研修修了者がやっていないと言っても、事実が記載される。そうすると、特定行為研修修了者が権限

の範疇の中で仕事をしているかや、医師が特定行為業務管理委員会で決められたこと以上のことを特定行為研修修了者にさせていないかもわかります。

秋元　特定行為を入れたパスと、今までのパスとの違いもわかるので、特定行為研修修了者が入ることの効果、患者さんへの影響がどういうふうに表れるかも見えるようになるでしょう。

河本　それが可視化できればいいですね。たとえば、特定行為研修修了者が入ったことで何か処置を施すまでの時間が短縮されて早めに治ったといわれるけれど、それが可視化できるかどうか。

秋元　可視化できるようなパスをつくればいいですよね。

村木　そういう意味でも、現場の看護師が、バリアンス記録は何のために書くのかを理解して、さらに看護記録には何を書くのかがわかってきちんと書くことが重要ですね。事実の記載がいちばん状況を客観視すると思いますし、さらに、多職種がシェアして書き込めば、よいデータになると思います。特定行為研修修了者が入ることで、パスのあり方も新しいステージに移ることになりますね。

（2019 年 11 月 25 日収載
／文責・編集室）

おわりに

パスの今後の展望と課題

わが国では、超高齢化・人口減少が進む中、患者像は変わり、複数の疾患を持つ患者が入院期間中に解決できない問題を抱えたまま、希望する場所で療養する機会が増えています。この医療依存度の高い療養者が安寧に療養できるよう、地域包括支援システムの強化が進められています。その中で欠かせないことは多職種協働です。そして、多職種協働の強化には、誰もが共有できる患者（療養者）情報と共通目標の設定が必要であり、それを可能とするツールがパスです。

パスとは、患者（療養者）の目標を設定し、その目標に向けて関係する各職種が実施するタスク（役割・業務）が時系列に明記された計画書です。わが国にパスが導入されてから四半世紀が経過し、パスに求められることも変化してきています。これからは、多職種チームの協働体制を整え、ケアの質を向上させるツールとしての役割が求められるのではないでしょうか。

2018年、日本看護協会から「看護記録に関する指針」が公表されました。その中で、パスには、看護記録としての標準計画と経過記録が含まれ、その経過記録には計画された看護実践を行ったことを記入するようにと示されています。

したがって、パスにより臨床現場の看護を可視化できるため、看護管理者が現場を把握することができます。また、目標とタスクとの関連性を分析することで、その施設の看護の強みが見出せ、質の向上につなげられると考えます。各施設における看護の質担保にもなるでしょう。

もし、標準計画が連携先施設と同じであれば、経過記録からベンチマークが可能となります。さらに、地域の特性が見出せるため、その地域のベストプラクティスも検討できるのではないでしょうか。ただし、そのためには目標を設定し、タスクを標準化することが必要です。

現在、みなさんの施設のパスによる看護は、標準計画になっているでしょうか。

筆者が副代表理事を務める一般社団法人日本看護業務研究会は、看護業務に関する業務改善に向けた研究などを行い、看護の質の向上に寄与して国民の普遍的なニーズに応えることを目的に、①記録ツールマスタの開発・普及事業、②コンサルテーション事業、③研究・セミナー事業を行っています。

支援している現場からは、「（既存の）パスからは看護が見えない」「パスで看護の質を評価できない」ため、パス適用患者への看護を可視化するためにはどうすればよいのかと相談を受けます。

筆者は、2005年からパスでも利用できる看護ケア計画マスタを開発してきました。2015年からは、多職種協働を視野に入れたケア計画マスタに再整備し、2017年からHealth Care books（HCbooks）という名称で提供しています。HCbooksのコンセプトは、"つなぐ" "つなげる"です。ケア計画は、疾患別・症状別などの目標に沿ってタスクがセット化されているため、標準看護計画ならびにパスで利用できます。

タスクに利用している用語は、看護師以外の職種にも理解できるようにしています。また、

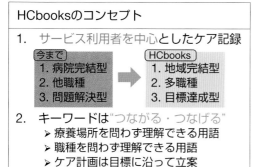

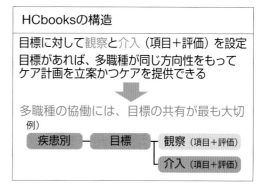

　HCbooks はカスタマイズが可能なので、施設の特性を見出せます。HCbooks を利用することで、自施設における看護の質を量的・質的に監査でき、連携先施設とのベンチマークも可能となります。さらに、地域の特性を測ることも可能になるかもしれません。

　本書を手にされた人は、パスの新規作成や再整備に悩んでいることかと思います。本書を利用して、そして HCbooks を活用して、これからのパスを共につくり上げていきませんか。

一般社団法人日本看護業務研究会　副代表理事／東京医療保健大学　副学長・教授

坂本すが

●読者のみなさまへ●

このたびは、本増刊をご購読いただき、誠にありがとうございました。ナーシングビジネス編集室では、今後も皆さまのお役に立つ増刊の刊行を目指してまいります。つきましては、本書に関するご感想・ご提案などがございましたら当編集室（nbusiness@medica.co.jp）までお寄せくださいますよう、お願い申し上げます。

Nursing BUSiNESS チームケア時代を拓く 看護マネジメント力UPマガジン　2020年春季増刊（通巻189号）

多職種での運用とパス分析・改定・アウトカム評価がわかる

タスク・シフト／シェアが成功する！ パス活用術

2020 年 3 月 10 日発行	編著　大久保清子／坂本すが
	発行人　長谷川素美
定価（本体 2,800 円+税）	編集担当　永坂朋子／栗本安津子
	編集協力　有限会社メディファーム
ISBN978-4-8404-7123-7	本文デザイン・DTP　三報社印刷株式会社
乱丁・落丁がありましたらお取り替えいたします。	表紙デザイン　臼井弘志
無断転載を禁ず。	
	発行所　株式会社メディカ出版
	〒 532-8588 大阪市淀川区宮原 3-4-30
Printed and bound in Japan	ニッセイ新大阪ビル 16F
	編集　TEL 03-5777-2288
	お客様センター　TEL 0120-276-591
	広告窓口／総広告代理店　株式会社メディカ・アド
	TEL 03-5776-1853
	URL https://www.medica.co.jp
	E-mail nbusiness@medica.co.jp
	印刷製本　三報社印刷株式会社